専門医が教える
最強の がん 克服大全

エビデンスに基づく新しい対処法64

産業医科大学　第1外科講師　**佐藤典宏**

KADOKAWA

はじめに

本書は、**YouTubeで私が配信している「がん情報チャンネル」の公式本**です。

私は、外科医として、これまで、すい臓がんの手術を中心に1000例以上の外科手術を行ってきました。

アメリカの大学でがん研究をしていたこともあり、現在も、世界中の論文を読み、がんの最新情報を集め続けています。

多くの臨床経験や日々の論文探索から得られた最新の情報をがん患者さんに届けたいという思いから、**動画配信を始めたのが2020年5月。**

配信を始めると、コメントが続々届き始めました。

みなさんのコメントを読んでいると、がんにかかり、困惑し、迷い、悩んでいるかたが本当にたくさんいる。

絶望し、諦めかけている人も少なからずいらっしゃる。そのことを切実に感じるようになりました。

悩み惑う人が多いのは、私たち医師の側が適切な情報を患者さんにじゅうぶんに提供できていないことの裏返しかもしれません。

また、がんについて、不正確な、あるいは、誤った情報がネットなどで膨大に流されており、それが患者さんをよけいに迷わせている。

そうした側面もあるでしょう。

私は日々の診療の傍《かたわ》ら、配信を続けながら、**「できるかぎり最新の、かつ、エビデンス（科学的根拠）のある信頼できる情報を、がんで悩んでいる人たちに届けたい」**と、より強く願うようになりました。

動画配信の内容も含めて、より多くの充実した情報を1冊の書籍として提供できるなら、それは、患者さんご本人だけではなく、そのご家族、また、将来、自分ががんになることを心配なさっているかたたちにとって、きっと役立つものとなるはず。

その思いが結実したのが、本書ということになります。

ネットにアップして以来、数十万回も再生された人気の高い動画はもちろんのこと、コメント欄でご要望の多かったテーマや質問なども本書に取り入れています。

誌面のスペースに限りがあるため、みなさんのすべての疑問には答えられていませんが、がん告知から、手術、抗がん剤などの標準治療に加えて、術前・術後の心構えや、生活のあり方、どんなものを食べ、どんな運動をすればよいか等々、みなさんの知りたいことを網羅的に、切実な疑問にはできる限り率直に、答えを提示するよう努めました。

その情報は、原則として、

① エビデンスのある最新のもの

② できるだけ更新された情報であること

この2つの条件に適《かな》うものを選んでいます。

加えて長年の経験と研究に基づいて、私自身のがんという病気に対する考え方もお示しするつもりです。

これまで、1000例を超える患者さんの手術を行ってきた外科医として、がんという病気に対する、自分なりの気づきがありました。

その気づきとは、次の3つです。

外科医の気づき①　最終的には、患者さんの力で治す

外科医の気づき②　治療だけでなく、生活習慣の改善が大事

外科医の気づき③　患者さんが変わることが重要

手術や抗がん剤治療などのメインとなる標準治療は、いうまでもなく大事ですが、治るために必要なのは医学的な治療手段だけではありません。

最新の医学的な治療が成果を生むための土台となるのが、患者さんご自身の持っている力（体力や免疫力、前向きなメンタル）です。

ご自身の持っている力を高めるために欠かせないのが日々の暮らし方を見つめることです。セルフケア、すなわち、何を食べ、どんな運動を行い、どんな気持ちで、どのように暮らすかがとても大事なのです。

そして、がんになったことを契機として、患者さん自身がそれまでの考え方を改め、生活習慣を変えていくことで快方への道が開けてくることがしばしばあります。

本書では、この3つの気づきが実践できるような、より具体的な情報も合わせて提案することを目指しました。
もちろん、その気づきの情報自体も、エビデンスによってその確かさを保証されたものであるように繊細の注意を払いました。

本書を手にとっていただきたいのは、例えば次のようなかたがたです。
がんを告知され、驚き、動揺しているかた
実際にこれから、手術、抗がん剤などの治療が始まるかた
すでに加療中だが、病状をなんとかよい方向へ向かわせたいと、自分に新たにできることがないかを探しているかた
治療後、再発し、ショックを受けているかた
ご家族が闘病中で、患者さんを支えたいと願っているかた
今はまだ健康であるものの、近い将来、自分自身ががんになるリスクを考え、心配なさっているかた

こうしたみなさんに、読んですぐに役に立つ情報をお届けいたします。

1章から順に読んでいただく以外にも、興味あるテーマや質問の項目から目を通していただいてもかまいません。

本書がみなさんの力となり、ご自身の病気や将来に対する不安や心配を少しでも減らし、よくなっていくための一助となることを心から願っています。

佐藤典宏

contents

3章 がんと食事に関する疑問に答える

ライター／速水千秋
デザイナー／谷由紀恵
DTP／エヴリ・シンク
イラスト／福場さおり
校正／パーソルメディアスイッチ
企画協力／おかのきんや
編集／戸田竜也（KADOKAWA）

1章

がんの最新情報

Q1 人はどうしてがんになってしまうのか？

私たちが、なぜがんになってしまうのか、それは、誰もが知りたいことに違いありません。がんになるメカニズムは、完全に解明されているわけではありませんが、研究によってわかってきていることがあります。

その明らかになってきたことの1つが、**「がんの原因は1つではない」**ということです。よく「あらゆるがんは食べ物が原因」とか、「すべてのがんの原因はカビである」といった説を唱える人たちがいます。しかし、そもそもがんの原因は1つではないので、こういった説はいずれも間違っています。なぜ、こうした話になるかといえば、原因を1つにするほうがわかりやすく、説得力があるように聞こえるためでしょう。原因が1つであれば、行うべきことも1つでよくなり、対策が簡明で、一見、簡単に実践できそうな印象を与えられます。主張する理論や治療法を広めるうえで好都合というわけです。

むろん、こうした誤った前提にたった治療を行っても効果がないことはいうまでもあ

日本人のがんの原因

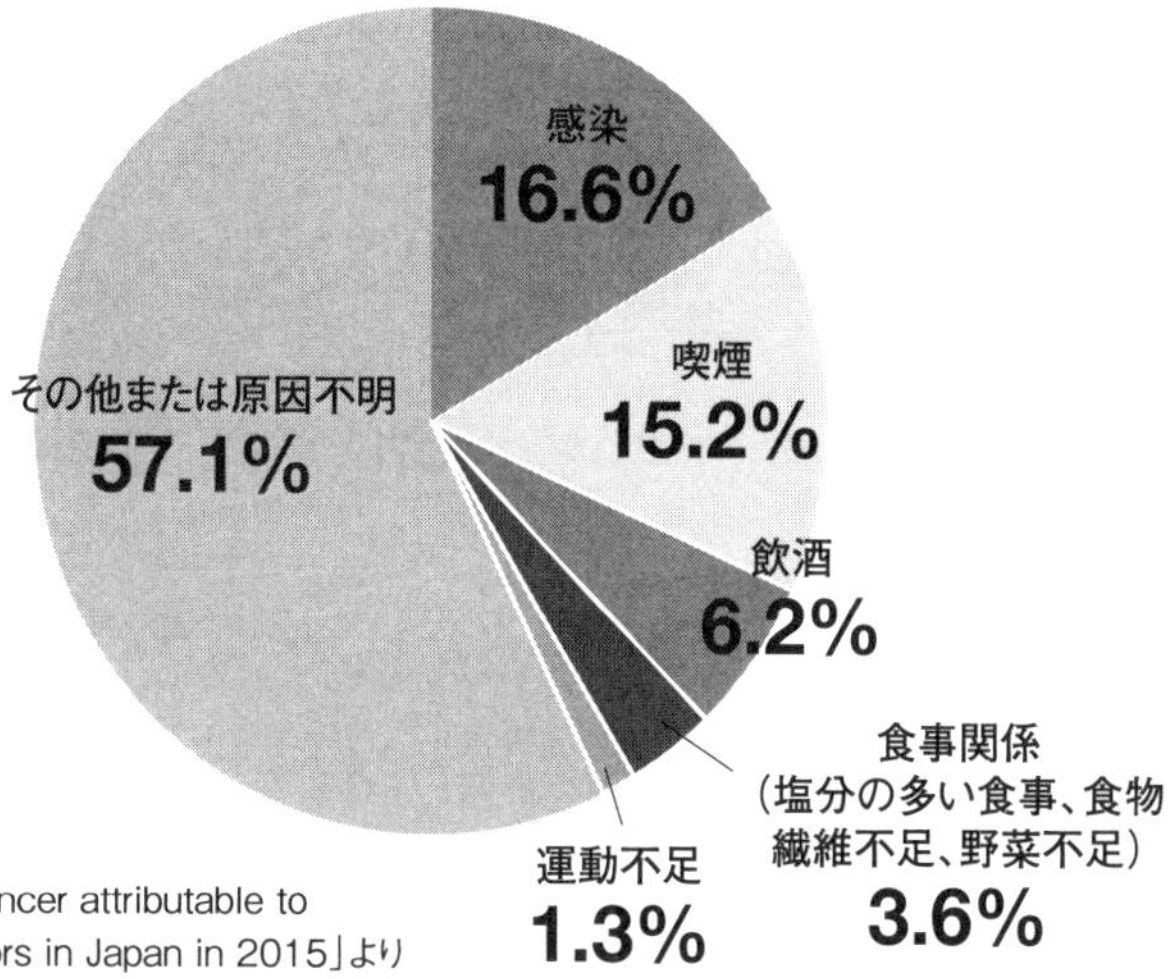

*「Burden of cancer attributable to modifiable factors in Japan in 2015」より

りません。がんは単純な病気ではありませんので、**あまりに単純明快な、わかりやすすぎる治療法は疑ったほうがいい**のです。

がんというのは、複数の要因が関連して起こる複合的な疾患です。2022年に報告された、2015年における日本人のがんの直接的な原因のグラフ（上掲）を見てみましょう。**感染が16・6%、喫煙が15・2%、飲酒が6・2%、食事関係が3・6%、運動不足が1・3%、その他または原因不明が57・1%**です。ほかに原因として、**老化（加齢）や、発がん性のある化学物質、紫外線や放射線、慢性炎症やストレス**などが考えられますが、上の円グラフでいえば、原因不明に含まれると考えてよいでしょう。こういった発がん因子が「遺伝子の異常」につながることで、正常の細胞ががん細胞に変化していきます。

「遺伝子の異常」には、**「ゲノムの異常」**と、**「エピゲノムの異常」**の2つがあります。ゲノムの異常とは、**いわゆる遺伝子変異**です。ヒトの遺伝子では、4つの塩基*が1列に整列しています。その配列の1つが別の塩基に入れ替わったり、無くなってしまう。あるいは、染色体の一部がグループで行方不明になる。そんな変異が起こると、正しい遺伝情報が伝えられずに設計図に不備が生じ、それががん細胞の発生へとつながっていきます。エピゲノムの異常は、ゲノムの異常とは異なり、配列の変化を伴わない遺伝子異常です。遺伝子にはスイッチがあり、オンとオフが切り換わることで、その遺伝子の働きがコントロールされています。エピゲノムの異常とは、**遺伝子のスイッチの調節メカニズムが故障した状態**と考えるとわかりやすいでしょう。

例えば、がん化をふせぐ遺伝子があるとします。通常、この遺伝子のスイッチはオンで、きちんと働いているのですが、何らかの原因（例えば加齢）によって、このスイッチがオフになると、遺伝子が働かなくなり、がん化が起こってくることになります。

*塩基：遺伝子を構成する基本成分。アデニン、グアニン、シトシン、チミンという4種類の塩基の配列によって遺伝情報を伝える。

最近の研究では、**腸内細菌などの人の体にすむ微生物の異常（「マイクロバイオームの異常」といいます）も、がんの発生や進行に関与**していることがわかってきました。大阪大学の谷内田真一《やちだしんいち》教授の研究チームによれば、**大腸がんの患者さんの腸内細菌の種類は正常の人と大きく違い**、前がん病変（のちにがんになる可能性のある）の**大腸ポリープの段階で、すでに腸内細菌の変化が起こっている**といいます。

加齢や、生活習慣（喫煙、アルコール、食事、運動）に化学物質など、さまざまの発がん因子がひきがねとなって、ゲノムの異常、エピゲノムの異常、マイクロバイオームの異常が引き起こされ、それががんの発症へとつながっていきます。

これが現在、判明しているがん発生のメカニズムです。このような関連を踏まえて、生活習慣を改善したり、ウイルスなどの感染対策を行うことにより、100％ではないにせよ、がんはある程度予防できると考えられます。

がんはたった1つの原因で起こるわけではないため、話をなかなか単純化できません。わかりやすくはならないのです。だからこそ、がんの予防のためにも、がんの克服のためにも、がんという病気についてよく理解することが重要になるのです。

Q2 他国と比べて、日本はとくにがんが増え続けるというのは本当なのか？

「欧米などほかの国に比べて、日本だけが、がんにかかる人やがんで死ぬ人が増え続けている」という話をよく耳にします。

しかし、これは、本当のことなのでしょうか。もしも、それが本当のことだとすると、その原因はなんなのでしょうか。

●日本人におけるがん罹患者数、死亡者数の推移

まず、国立がん研究センターによる最新の統計を見てみましょう。１９５８年から２０２１年までの、年間のがんの罹患者数、死亡者数によると、１年間にがんになった人、および、がんで死亡した人の人数は増えています。

ただし、これは、はたして日本だけの現象でしょうか？

カメラだけではなく、医療機器メーカーとしても世界的な企業であるオリンパスが、がんのウェブサイトを作っており、そこに、「世界におけるがん患者数の動向」という

ページがあります。これは、WHO[*]のがんに特化した研究機関である国際がん研究機関（IARC）が報告している、2002年から2018年までの世界185カ国におけるがんの罹患者数および死亡者数の推移を用いています。

これによると、**世界的にがんの罹患者数、死亡者数は増加している**ことがわかります。とくに、がんの罹患者数は、ここ16年で1・7倍近くに増加しています。

つまり、**がんの患者さんが増えているのは、日本だけではない**のです。ですから、ちまたでいわれているような**日本だけでがんが増えているというのは、誤った見解**です。

ちなみに、日本でがんの患者さんが増えている原因はなんなのでしょうか？

●日本でがん患者さんが増えているその原因は？

この質問に関しては、じつは明確な「答え」がありません。

というのも、がんの原因は複数あること。がんができる部位によって、原因が異なること。また、個々の患者さんで、がんと原因の因果関係を証明することは難しいこと。これらの要因が重なりあっているため、明解な答えを導き出すのが難しいのです。

それでも、1つはっきりしている点があります。そして、それががん増加の最大の因

＊WHO：世界保健機関。「すべての人々が可能な最高の健康水準に到達すること」を目的として設立された国連の専門機関。

子でもあるのですが、その因子とは**「高齢化」**です。

日本では高齢者人口が増え続けています。

がんとは、ある意味、「老化現象によって起こる病気」といってもいい疾患です。

年をとると、がんになりやすくなります。それには理由があります。

第一に、がん細胞を生み出す**遺伝子の異常（DNAの複製エラーの増加）**です。たとえエラーが起きても、それを修復したり、がん細胞を死へと追いやる機能が、若いうちはよく働きます。

しかし、老化によって、その働きが低下するため、年をとると、がん細胞が生じやすくなるのです。

第二に、**免疫力の低下**です。がんを防ぐためになくてはならない免疫細胞であるT細胞が老化によって減少し、機能低下を起こすため、がんになりやすくなります。

第三に、**老化細胞による炎症**です。年をとっていくと、細胞自体が老化し、分裂しなくなった老化細胞が増えてきます。この老化細胞がたまると、周囲に炎症を引き起こし、これががんの誘因となるのです。

がん年齢調整死亡率の推移

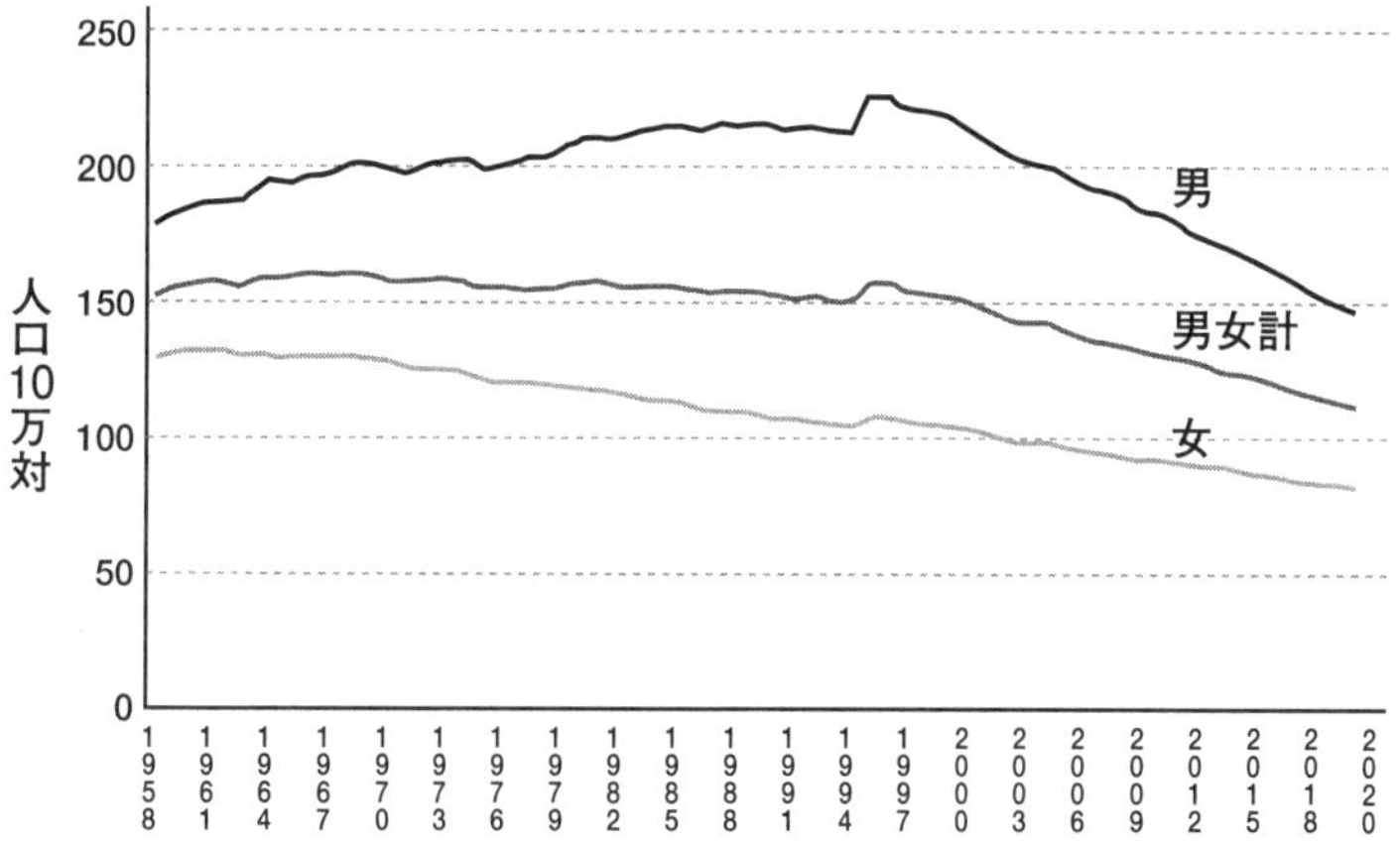

※国立がん研究センターがん情報サービス「がん統計」より

こうしたわけで、**日本における年齢別のがんの罹患率は（とくに男性で）、60歳を境に急に増え、高齢になればなるほどがん患者さんが増加する**ことになります。

●老化という要因を除外して考えると、どうなるか

なお、本当の意味で「がんの発生率が増えているか」、あるいは、「老化以外の原因によるがんが増えているのか」を考えるには、年齢によるがん患者さんの偏りを調整する必要があります。

時代によって高齢者人口が違いますので、データ上から、その影響を取り除かないといけません。

その調整を行ったデータが、**がん年齢調整死亡率**です。

21ページのグラフのとおり、国立がん研究センターによると、1995年頃まで特に男性で増加したものの、その後のがんによる死亡率は、（高齢化の影響を除くと）徐々に低下していることがわかります。

日本におけるがん治療の成績が向上していることがその理由で、**がんの死亡率は低下している**といえるのです。

最後に、日本のがん患者さんの状況をほかの国と比較するために、最近報告された、世界の研究結果を紹介します。

これは、世界204カ国のがんのデータを集計して解析した国際共同研究です。年齢で調整したがん罹患率の、2010〜2019年までの変化ですが、**日本は、欧米と同様に、がん罹患率は減少傾向にある**ということです。

逆に、増えている国は、中東や東南アジア、アフリカ諸国です。公衆衛生のあまり発達していない途上国で増えているというわけです。

次に、年齢で調整したがん死亡率の変化です。

これも、日本では欧米諸国と同様に、減少傾向にあります。しかも、**年間1%以上も減少しているとのことで、アメリカよりもむしろ減少率が高い**ことがうかがえます。決して、日本だけが、ほかの国よりもがんの罹患率や死亡率が増加しているわけではないのです。

というわけで、インターネットやテレビなどの情報を漫然と受け止めていると、なんとなく日本でだけ、**がんが増え続けているというイメージを抱いてしまいがちですが、正しいデータに基づいて判断するなら、決してそんなことはなく、日本のがんは高齢化の影響を除くと、全体的に減少傾向にある**ということがわかるのです。

ですから、誤ったイメージに惑わされて、日本ではがんが増え続けていると考えて、暗い気持ちになる必要はまったくありません。

また、そうした誤ったイメージを利用して不安を煽《あお》ることで、健康食品や本などを売りつけるあやしいビジネスが横行しています。そうしたものに惑わされないためにも、正しいデータに基づいた正しい判断が大事になってきます。そして、むろん、その正しい判断が治療のためにも役立つのです。

Q3 がんになると、もう長生きできないのか？

例えば、がんを公表した芸能人が、がん告白後、数カ月〜1年以内で亡くなったと報道されると、**「がんになったら、あっという間に死んでしまう」**という印象をお持ちになるかたも多いかもしれません。

がんが進行し、治療がうまくいかないと、最終的に患者さんは命を落とすことになりますが、がん患者さんは、どのようにして亡くなるのでしょうか。

その直接的な死因は何なのか。また、芸能人のがんのニュースで多くのかたが印象付けられているように、がんとは、あっという間に亡くなってしまう病気なのでしょうか。

個人差はありますが、一般的には、がん細胞が腫瘍となり、大きく成長・転移し、最終的に患者さんを死に至らせるまでには、じつは、相当な時間がかかります。

がんが発生してから死亡するまでの期間を予測する（すい臓がんのケースの）計算モデルが報告されています。

このモデルによると、がん細胞（あるいは前がん細胞）が発生して、がんと呼ばれるかたまりになるまでにおよそ12年はかかります。さらに周囲の組織やリンパ管、血管にひろがる浸潤するがんになるまでに7年、そして、最終的にほかの臓器などに転移して死亡に至るまでには、3年かかるとされています。

つまり、**がん細胞の発生から発見できる大きさに成長するまでにおよそ10年以上、最終的に死亡するまでには20年近くかかる**のです。しかも、これは、一般的に悪性度が高く、速く進行すると考えられているすい臓がんの場合ですので、ほかのがんなどでは、もっと長い経過をへて、がんが成長・進行していきます。

芸能人のがんによる死亡のニュースを聞くと、がんになると、瞬く間に悪くなり、亡くなってしまうというイメージを抱きがちですが、実際には、あっという間に亡くなったように見える芸能人のかたたちも、長い年月をかけて育ってきたがんによって命を落としていると考えられます。

ニュースとして私たちが耳にするときには、すでに、がんの進行の最終局面に入っているといってよいのです。

では、がんが進行していったとき、どういった原因で亡くなることになるのでしょうか。

がんで死亡する直接の原因はいろいろあり、がんの部位や、患者さんの全身状態などによってさまざまなパターンがありますが、主要な死因としては、次の6つが挙げられます。

●悪液質（カヘキシア）による栄養障害

悪液質とは、がんによる代謝・栄養障害です。がんによって栄養が奪い取られてしまうため、食事や点滴で栄養を補給しても、栄養状態が徐々に悪くなっていき、患者さんは激やせしていきます。がんで亡くなる寸前の芸能人が、激やせし、頬の肉が落ちるなど、びっくりするほど面変わりしていることがありますが、まさに、それが悪液質の影響なのです。**多くのがん患者さん（とくに消化器のがん）はこの悪疫質が原因で死に至ります。**

●感染症

がんが進行し、栄養障害を合併すると、体の抵抗力が低下します。このため、**通常かからない肺炎、腸炎や敗血症など感染症を合併する**ことが多くなります。とくに高齢のがん患者さんや、筋肉が衰えて嚥下障害《えんげしょうがい》（飲み込むことができなくなる症状）のある患者さんでは、肺炎のリスクが高くなります。感染症に対しては抗生物質などで治療しますが、効果がない場合には重症となり、そのまま死亡してしまうのです。

●臓器不全

がんが生命を維持する臓器（肺、肝臓など）に浸潤（広がること）や転移し、その臓器が機能しなくなり、**臓器不全に陥ると、生命が維持できなくなり、亡くなる**ことになります。

例えば、がんが肺に浸潤や転移し、肺の大部分にがんが広がった場合や、がんによって胸に水がたまって十分な呼吸ができなくなった場合、臓器不全で死ぬことになります。また、がんが肝臓に浸潤や転移し、転移が大きくなって正常の肝機能の大部分が障害された場合や、がんが胆管をふさいで胆汁の流れがストップした場合、肝不全（肝臓が機能しなくなった状態）が起こり、命を落とすことがあります。

●治療の合併症

がんそのものが原因ではなく、がんに対する治療の合併症によって死亡するケースもあります。例えば、侵襲《しんしゅう》（からだへの負担）が大きくなるがんの手術では、死亡リスクが高くなります。

すい臓がんの手術の1つである膵頭十二指腸切除術《すいとうじゅうにしちょうせつじょじゅつ》の場合、手術が原因で入院中に死亡する確率が平均で3％程度もあると報告されています。

また、抗がん剤や放射線治療の合併症が原因で死亡する可能性もあります。

●オンコロジカル・エマージェンシー

オンコロジカル・エマージェンシー（Oncological emergency）とは、がん患者さんにみられる、**「悪性腫瘍またはその治療が原因でおこる、生命をおびやかす急性の病態」**です。

がんが進行することによって急に発症する合併症や、治療の副作用でおこる緊急事態をいいます。早期に対応できない場合、死亡することが少なくありません。

直接の死因となるオンコロジカル・エマージェンシーとしては、**高カルシウム血症（血液中のカルシウム濃度が高くなる病気）**や、**肺血栓塞栓症《はいけっせんそくせんしょう》（肺動脈に血栓が詰まる病気）**などがあります。

●その他の病気

がん患者さんは、必ずしもがんが原因で死ぬわけではありません。ほかの病気で亡くなることもあります。前立腺がんや甲状腺がんなど、比較的進行がゆっくりしたがんでは、命にかかわる状態になる前に、心筋梗塞や脳卒中といった、ほかの病気で亡くなることも多いのです。

がんで亡くなる場合、急に命をおびやかすオンコロジカル・エマージェンシーのような病態もありますが、多くのケースでは、悪液質などゆっくりと進行する栄養障害が引き金となります。

つまり、**進行がんや転移性のがんであると診断されたとしても、すぐに死亡するわけではないのです**。逆にいえば、**悪液質を予防、あるいは、治療すれば、がんがあっても長期に生存することも可能**だということです。

がん患者さんにとって、食事や栄養管理、運動など、体をいい状態に保つためにできることがいろいろとあります。できることを日々地道に行い続け、前向きに過ごすことが大事になります。

Q4 がんを治すための、新たながんの治療法はあるのか？

がんの治療法は、日々、進歩し続けています。新しい治療法も開発が進められています。それらが実現すれば、患者さんに希望を与えてくれることになりますが、実際には、まだまだ臨床試験の段階で、すべての患者さんに使えるものにはなっていないという方法が大半であることも事実です。

そんな中から、がん患者さんの希望となりうる、注目すべき新しい治療法を3つ紹介しましょう。

●光免疫療法

関西医科大学の光免疫医学研究所所長である小林久隆《こばやしひさたか》先生が開発した治療法です。

がん細胞だけに付着する薬を投与したうえ、病巣に光（近赤外光）を照射し、**がん細胞のみをピンポイントに破壊して死滅させます。**

さらに、破壊されたがん細胞に対する免疫が活性化されるため、免疫の力によっても治療効果が高まるとされています。

光自体は、正常な細胞には無害。

安全性が高く、副作用も少なく、しかも、放射線治療とちがって、効果のある限り何度でもくりかえし行うことができます。

2020年9月、楽天メディカルジャパンが開発した、この療法のための医薬品「アキャルックス」が厚労省から製造販売承認を取得しました。

現在のところ、**適応は、切除不能な局所進行、あるいは、局所再発の頭頸部がんに対して。つまり、鼻、口、のど、耳、**あごなどのがんに限られています。

光免疫療法は、手術、抗がん剤、放射線、免疫チェックポイント阻害薬[*]に続く、**「第五のがん治療」といわれ、まったく新しいがんの治療法として注目**されています。

現在、頭頸部がんを対象とした第三の（最後の）臨床試験が、日本を含めて複数の国で続けられています。

国立がん研究センター東病院では、主に安全性を確認するために、食道がんと胃がん

＊免疫チェックポイント阻害薬：免疫のブレーキを解除して、がん細胞に対する免疫細胞の攻撃力をふたたび高める薬。

に対する医師主導型の治験も行われています。

3例の治験にあたった国立がん研究センター東病院の林隆一《はやしりゅういち》副院長は、「非常によく効き、効果が早く現れることに驚いた。現在は進行がんが対象だが、早期がんへの拡大も望まれる」と話しています（2021年9月『毎日新聞』より）。

がんの種類が違うと、それぞれ、別の抗体が必要になることや、体の深い所にどうやって光を届けるかといった課題も残されていますが、**将来的には、肺がん、大腸がん、乳がん、すい臓がん、前立腺がんに応用**することが検討されています。

●がんウイルス療法

ウイルスを用いたがん治療の総称で、いろいろなタイプの治療法がありますが、このうち、現在、最も研究が進んでいるのが、「腫瘍溶解性ウイルス」。

これは、**正常な細胞では増殖せずに、がん細胞だけで特異的に増殖し、細胞を破壊するウイルス**です。

破壊のさいに放出されたウイルスが、周囲のがん細胞に再び感染することで治療の効果が高まるとされています。また、がんに対する免疫が活性化されるという利点もあります。

2021年6月11日、厚労省が日本で初となる「がんウイルス療法」の新薬の製造販売を承認。それが、**「テセルパツレブ」（商品名デリタクト）で、脳腫瘍の一種である悪性神経膠腫に対して使える**ようになりました。

悪性神経膠腫《あくせいしんけいこうしゅ》は、標準治療後に再発した場合の1年生存率は14％で、非常に予後の悪いがんです。

ところが、この薬を使うと、治療開始後の**1年生存率が84・2％と非常に高くなる**というデータが出ています。

テセルパツレブは、**すべての固形がんに同じようなメカニズムで作用することから、今後、脳腫瘍以外のがんにも適応が広がることが期待**されます。

ちなみに、固形がんとは、血液のがん以外のがんで、かたまりを作るがんを指します。

現在、例えば、悪性胸膜中皮腫《きょうまくちゅうひしゅ》の患者さんを対象として安全性を確認する最初の臨床試験が始まっています。

テセルパツレブ以外にも、多くのがんウイルス療法の臨床試験が行われています。

●CAR-T療法

患者さん自身のT細胞（白血球の1つ、免疫細胞として働く）を取り出し、人工的にパワーアップさせて患者さんに戻し、そのT細胞にがんを攻撃させるという治療法です。

従来の化学療法では治りにくい血液のがんに対して有効性があり、注目されています。

2019年、日本で、CAR-T療法の「キムリア」という薬が承認されました。

現在、白血病の1つである「**B細胞性急性リンパ芽球性白血病**」と、悪性リンパ腫の1つである「**びまん性大細胞型B細胞リンパ腫**」に対して使われています。

従来の抗がん剤治療や骨髄移植でも治らなかった患者さんの場合も、大幅な生存率の改善が見られたということです。**固形がんにも、適応拡大が期待**されています。

これらの新治療法が一刻も早く安全性と効果が確認され、より多くの患者さんに使える日がくることを願っています。

光免疫療法とは?

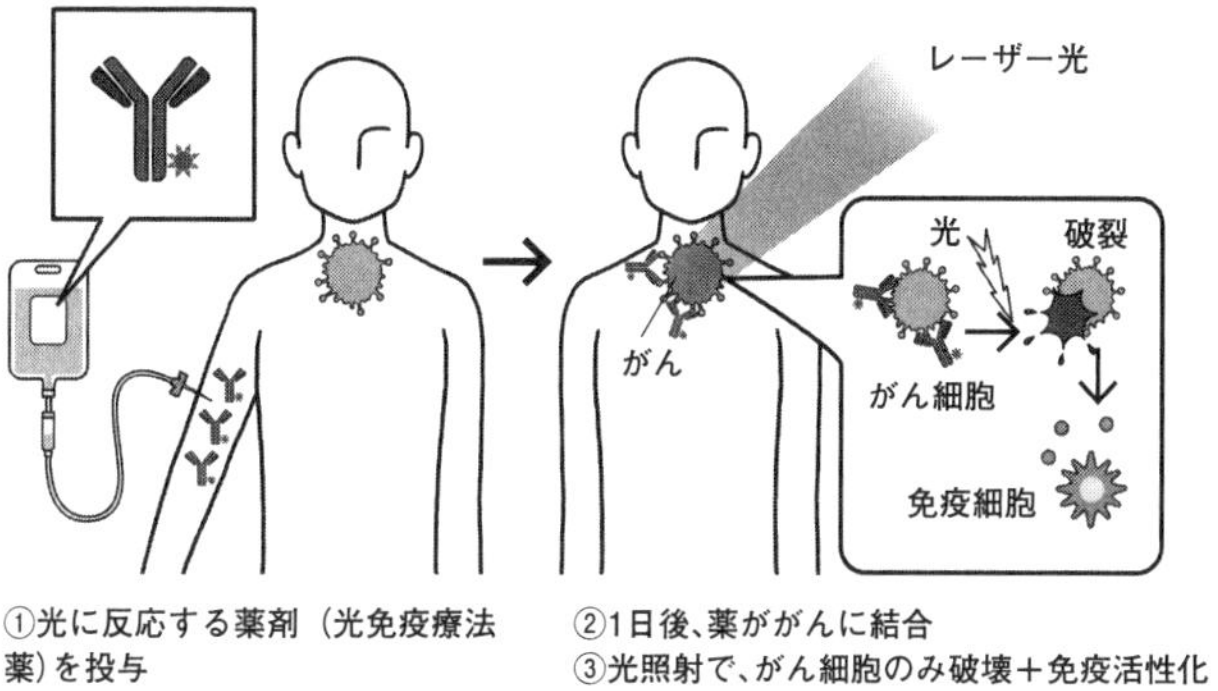
レーザー光
光
破裂
がん
がん細胞
免疫細胞
①光に反応する薬剤（光免疫療法薬）を投与
②1日後、薬ががんに結合
③光照射で、がん細胞のみ破壊＋免疫活性化

腫瘍溶解性ウイルスによる治療とは?

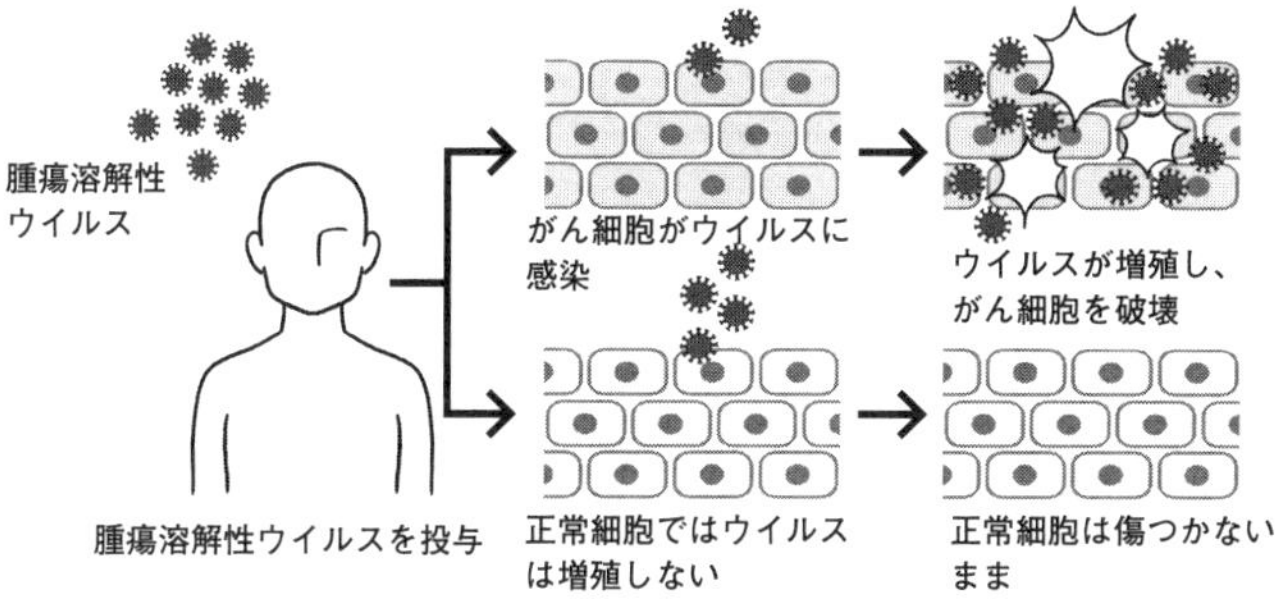
腫瘍溶解性ウイルス
がん細胞がウイルスに感染
ウイルスが増殖し、がん細胞を破壊
腫瘍溶解性ウイルスを投与
正常細胞ではウイルスは増殖しない
正常細胞は傷つかないまま

CAR-T 療法とは?

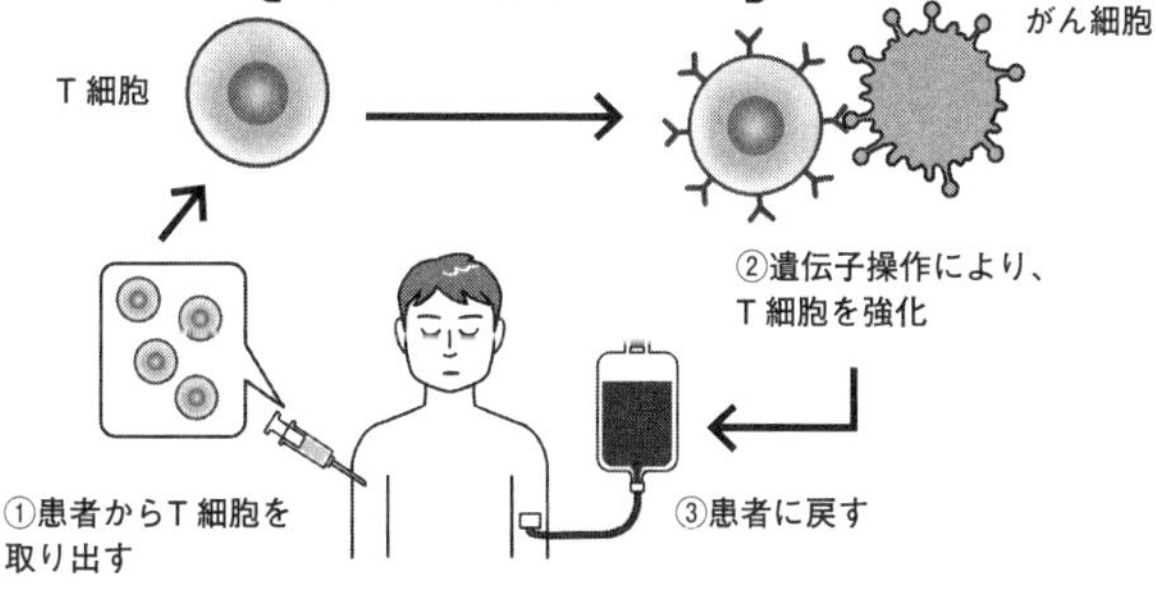
T 細胞
がん細胞
②遺伝子操作により、T 細胞を強化
①患者からT 細胞を取り出す
③患者に戻す

Q5 健康診断の「あの数値」で、がんのリスクがわかるというのは本当か？

がんを発見する検査としては、腫瘍マーカーが有名です。

腫瘍マーカーとは、がんが生じた場合に血液中や体液中に増えるがん特有の物質を測り、がんの有無を調べる臨床検査です。

ただし、前立腺がんの検査で使われるＰＳＡ*を除き、ほとんどの腫瘍マーカーには**偽陰性（がんがあるのに結果が陰性になること）や偽陽性（がんがないのに陽性を示すこと）といった問題**があり、**とくに早期がんのスクリーニング（ふるい分け）には適していない**といわれています。

近年、健康診断などでよく測定する血液検査の項目に、がんと関係するものがあることがわかってきました。

それが、**血小板**です。

血小板は、「末梢血液検査」という非常に一般的な検査の項目に入っており、**正常範**

*PSA：前立腺から分泌されるたんぱく質で、前立腺がんのリスクの高い人を見つけるための指標となる。

囲は、だいたい15〜40万／μL（マイクロリットル）といった辺り。

血小板には、ケガをしたときなどに血液を固めて出血を止める作用があります。

血小板の数値が低い場合、出血しやすい状態になりますし、逆に高い場合は、血が固まりやすくなるので、脳梗塞などのリスクが高くなります。

これまでは、血小板とがんとの関係についてはあまり知られていませんでした。

カナダの40歳から75歳までの成人、5万3339人を対象とした研究があります。

全員が過去にがんと診断されたことがない人たちで、かつ、定期的に血液検査を行い、過去2年間血小板の値が正常範囲であったのに、急に45万／μL以上に数値が跳ね上がってしまった人たちでした。

この人たちを追跡調査して、がんの発症するリスクについて調べたのです。

すると、その後**2年以内に5・5％もの人が固形がんを発症**していました。

一般の人のリスクと比較すると、血小板の数値が急に上昇した人は、**2年以内に固形がんを発症するリスクが2・7倍**にもなっていました。

部位別でいうと、**卵巣がんが7・1倍、胃がんが5・5倍、大腸がんが5・4倍、肺が**

血小板の急上昇と関連するがんのリスク

がんの種類	相対リスク
卵巣がん	7.1倍
胃がん	5.5倍
大腸がん	5.4倍
肺がん	4.4倍
腎臓がん	3.6倍
食道がん	3.6倍

※「Incidence of Cancer Among Adults With Thrombocytosis in Ontario, Canada」より

んが4・4倍、腎臓がんが3・6倍、食道がんが3・6倍でした。

以上の結果から、血小板の数値が上昇した人では、数年以内に、がん（とくに固形がん）が見つかる可能性が高いと報告されています。

ちなみに、なぜ、こうした結果になるのでしょうか。

そのメカニズムは非常に複雑で、よくわかっていません。

ただ、がんができると、創傷治癒（傷が治るメカニズム）が促進されたり、栄養を得るために、がん細胞の周囲に血管が作られたりします（血管新生といいます）。こ

のようにがんが血管を作らせる指令を出すことにより、血小板の値が上昇するのではないかと推測されています。

健康診断などの血液検査で、**血小板が急に増えていた場合、もしかしたらがんが潜んでいるかもしれない**のです。

今まで気にも留めていなかったかたがほとんどだとは思いますが、今後、健康診断を受ける際には、血小板の項目もチェックするようにするといいでしょう。

Q6 がん＝治らない病のイメージがあって怖い。がんになってからでも、治る可能性はあるのか？

がんは、決して怖い病気ではありません。その理由を３つあげて説明します。

●「がん＝死」ではない

「がんは治らない病気で、発症したら苦しみながら死に至る」

多くの人がこんなふうに思っているのではないでしょうか。

しかし、**がん＝死というのは、間違ったイメージ**です。

確かに、ドラマなどでは、がん患者さんが壮絶な闘病の末、最後には亡くなるというシーンが流れることがあります。また、がんで有名人が亡くなると、「つらい闘病生活を送っていた」といった話を耳にすることがあります。

逆に、がんを克服して幸せな生活を送っているがんサバイバーに関する情報は、ほとんど見かけません。

このような**一部の偏った情報によって、知らず知らずのうちに、「がんは治らない」**

とか、「がんになったら痩せ細って苦しみながら死んでいく」といったネガティブなイメージが、私たちの脳に刷り込まれてしまっているのです。

「がん＝死」というイメージは、がん患者さんの一部に起こる最悪のシナリオを強調したものであって、実際に多くのがん患者さんが経験するものとは、かけ離れています。

現在、**がん全体でいうと、5年生存率（診断されて5年後に生きている患者さんの割合）は、6割を超えています。**

がんと診断されても、6割以上の人は治る可能性があるのです。つまり、がんは、もはや、死の病ではありません。

もちろん、がんのタイプにもいろいろありますし、治療がうまくいかなかった場合には、進行して死に至るケースはあるでしょうが、相対的には、治る人のほうが多いということになります。

また、死ぬことがあるといっても、**がんという病気は、すぐ死に至るタイプの病気ではありません。**脳卒中とか、心筋梗塞では、発症してただちに亡くなるケースもありますが、がんの場合、診断後の数日で死亡することはまずありません。

がんは、糖尿病や高血圧と同じように**ゆっくりとした経過をたどる慢性疾患**です。前立腺がんや甲状腺がんなどの悪性度の低いがんの場合、ほとんど進行しないで、天寿を全うする人も多いのです。その意味でも、**がん＝（ただちに）死、ではない**のです。

●がんになると、必ず痛みに苦しむとは限らない

がんそれ自体は痛みません。がんが大きくなって神経を圧迫したときや、骨に転移したとき、あるいは、臓器を巻き込んだトラブルが生じたときなどに痛みが生じることはありますが、もし痛みが出たとしても、大きな問題にはならないのです。

というのも、**鎮痛剤の進歩によって、がんの痛みはほぼ完全にコントロールできる**ようになっているからです。

がんの痛みに対しては、**「オピオイド」**という医療用の麻薬を使います。「麻薬を使うと中毒になる」とか、「麻薬を使うと寿命が短くなる」とか、「麻薬を使うこと＝がんの末期」などと考える患者さんが多いのですが、これらもすべて誤解です。

適切に麻薬を使えば、中毒になることはほとんどありませんし、寿命が短くなること

もありません。最近では、がんの早期でも、痛みの強さに応じて麻薬を使うことがあります。**「痛みに苦しみながら死んでいく」というイメージも、今や現実からかけ離れたもの**なのです。

●がんになっても仕事はできる

がんは高齢になるほどかかる人が増えていくので、高齢者に多い病気ですが、じつは、**がん患者さんの3割は、就労世代といわれる年齢層（15〜64歳）に発症**します。昔は「がんになったので、仕事を辞めた」とか、「会社を首になった」という話を聞くことがありました。

しかし、**最近では、仕事とがんの治療を両立させている人がとても増えてきました。**入院した場合などには、一時的に仕事を休まないといけないケースもありますが、外来での治療中や経過観察中、仕事の内容によっては、ほとんどの患者さんが職場復帰できます。

法的にも、がん患者さんのバックアップ体制がとられるようになりました。

２０１６年に成立した、**「改正がん対策基本法」**では、**会社が「事業主の責務」として、**

「がんになっても雇用を継続できるよう配慮する」ということが明記されました。がんになったことや、がんの治療を理由に、会社が解雇したり、退職を促すことは、明らかな違法行為になったのです。

社会的にも、がん治療と仕事が両立できるよう、さまざまな環境が整いつつあります。今後ますますがん患者さんが働きやすい職場が増え、働きながらがん治療を受けることが当たり前になる時代がくるでしょう。

このように、がんのことをよく知れば、怖い病気ではないことがわかります。怖がらずにがんについての理解を深めていくことは、「がんが治る人」になるための重要なステップとなります。

ほかにも、「がんが治る人」になるための条件がいくつかあります。

私は、長年にわたって多くのがん患者さんを診てきて、「がんを克服した患者さん」は、ある共通点をもっていることに気づきました。

その共通点とは、**受け入れ力**、**情報力**、**コミュニケーション力**、**体力**、そして、**免疫力**の5つ。**がんが治る人には、これらの5つの力が備わっている**のです。

それぞれについて、かんたんに説明してみましょう。

①受け入れ力

がんの告知を受けた直後は、誰しもショックを受けて落ち込みます。

しかし、そこで、**「がんであるという事実」を受け入れ、できるだけ早く気持ちを立て直して、治療に前向きなマインドを持ち続けること**が大事です。

これが受け入れ力。

がんになった自分を受け入れられるかどうかが、治療のスタート時点で大きな差を生み出します。

②情報力

自分のがんの状況をしっかりと把握したうえで、幅広く情報を集め、自分にとってベストの治療法を選択する力です。

③コミュニケーション力

がんの治療は、患者さんと医師との共同作業です。**お互いが円滑なコミュニケーションをはかって、治療のゴールや副作用といった情報を共有すること**が大事です。

④ **体力**

克服には、できるだけ体力を保つ必要があります。がんになると、どうしても体力が低下し、筋肉量も落ちてしまうからです。

体力が低下した結果として、手術後の合併症が増えたり、抗がん剤の副作用が強くなったり、さまざまの悪影響が生じます。**合併症を減らし、生存率をアップさせるためにも、体力（筋量・筋力）をいかにキープしていくかがとても大事**になります。

⑤ **免疫力**

がん細胞を体から排除する防御システムです。がんを克服するために不可欠の力となります。

この5つの力は、決して特別なものではありません。

いずれも、みなさんの中にあるものです。がんを恐れず、その力をより高めて、「がんの治る人」を目指しましょう。

2章

がんのサインから告知、そして治療が始まる

Q7 「がん家系」って本当にあるのか？

「がん家系」という言葉をよく耳にします。家族（両親、兄弟・姉妹）にがん患者さんがいると、自分もがんになりやすいのか。

がん家系は、やはり、存在するのでしょうか？

がんの原因はとても複雑で、多くの場合、がんのリスクを高めるいくつかの要因が組み合わさって起こります。Q１でもお話ししましたが、生活習慣（喫煙、アルコール、食事、運動など）、感染（ウイルスや細菌）、化学物質、紫外線・放射線、慢性炎症やストレス、加齢など、さまざまな因子ががんのリスクを高めるといわれています。

その要因の１つに、**「がんの家族歴」**という因子があります。

自分の親ががんになっている場合、自分ががんになるリスクは増えるのでしょうか？

もし増えるとしたら、どのくらい増えるのでしょうか？

これらのリスクについて、日本人を対象として、がんの家族がいる人におけるがんの発症リスクを調査した大規模な研究結果があります。

「がんの家族歴とその後のがんリスク」という研究です。

40〜69歳の日本人男女10万人以上が対象となりました。親、兄弟、姉妹のうち、少なくともひとりががんになった「がん家族歴がある」グループと、「家族歴がない」グループに分け、その後、平均17年以上にわたって両グループの追跡調査を行い、がんに罹患するリスクを比較しました。

種類を問わない、すべてのタイプのがんでの解析では、**「がん家族歴がある」グループのほうが、「家族歴がない」グループに比べ、がんになるリスクが11％高い**という結果でした。つまり、家族にひとりでもがんの人がいると、がんになるリスクが11％増えるということです。確かにリスクは増えるのですが、1割程度ですので、そこまで高くないという印象です。

ただ、がんの種類別にみると、とくにリスクが高くなるものがありました。がんの種類別の解析では、家族に診断された人がひとりでもいると、発症リスクが高くなる順に、**膀胱がん(6・1倍)、すい臓がん(2・6倍)、食道がん(2・1倍)、子宮がん(1・9倍)、肝臓**

がん家系におけるがんの種類別と発症リスク

がんの種類	発症リスク
膀胱がん	6.1倍
すい臓がん	2.6倍
食道がん	2.1倍
子宮がん	1.9倍
肝臓がん	1.7倍
肺がん	1.5倍
胃がん	1.4倍

※「Family history of cancer and subsequent risk of cancer: A large-scale population-based prospective study in Japan」より

がん（1・7倍）、肺がん（1・5倍）、胃がん（1・4倍）の7種類でした。つまり、こういったがんの人が家族にいる場合、同じタイプのがんになるリスクが高くなるということになります。

　がんの家族歴があるからといって、過度に怖れる必要はありません。自分のリスクが高いということを自覚して、必要に応じて適切な検診を受けることが大切です。これらのがんのうち、**自治体のがん検診でカバーされない種類のがんがあります。そういった場合、任意型のがん検診（人間ドックやがんドック）も考えていい**と思います。

　とくに注意すべきは、**すい臓がん**。進行した段階で診断されることが多いため、できるだけ早期に発見することが重要だからです。実際、欧米では、すい臓がんの患者さんがいる家族のメンバーをデータベースに登録して、すい臓がんを早期に発見するスクリーニングを行っています。家族にすい臓がんの人が多くなればなるほど、そのメンバーのすい臓がんリスクが高くなることがわかっています。

アメリカの調査では、両親、兄弟姉妹、または子どものうち、**ひとりにすい臓がんがある場合、すい臓がんの発症のリスクは3・5倍、2人にすい臓がんがある場合は5・4倍、さらに3人の場合には10・8倍にも増加**するという結果でした。

親子または兄弟・姉妹に2人以上のすい臓がん患者さんがいる家系の方に発症するすい臓がんを、「家族性膵《かぞくせいすい》がん」といいます。**日本膵臓学会は、家族にすい臓がんまたは膵腫瘍《すいしゅよう》の確定診断（手術・生検による組織診断が必要）を受けた人が家族にいる人を対象として、「家族性膵癌登録制度」**をつくっています（第2度近親者まで登録可）。気になる方は、ウェブサイトをご覧ください（家族性膵癌登録制度　公式ホームページ　http://jfpcr.com）。

Q8 症状が出てから見つかるがんは、すでに手遅れなのか？

がんは、その症状（サイン）が出てから対応するのでは、遅いのでしょうか。それとも、遅くはないのでしょうか。

2020年に発表された、「がんの症状と診断時のステージとの関係」を調べた集団研究に基づいて、この問題を検討してみましょう。

研究の対象となったのは、イギリスの一般国民7997人のがん患者さん。がんは、膀胱《ぼうこう》がん、乳がん、結腸がん、子宮体がん、喉頭がん、肺がん、皮膚がん（メラノーマ）、口腔・咽頭がん、卵巣がん、前立腺がん、直腸がん、腎臓がんの、12種類でした。

一般的ながんの症状として、腹痛、体重減少、胸のしこりなど、20の症状を取り上げ、その症状でがんが見つかったときのそれぞれのステージを調べたのです。

すると、がん患者さんに占めるステージ4の割合は、症状によって、1％（異常なほくろ）～80％（首のしこり）までさまざまでした。

症状のうち、**首のしこり、胸の痛み、背中の痛みの3つは、ステージ4の可能性が高く、それぞれ、80％、62％、61％**ありました。

その一方、20の症状のうち、**13の症状では、患者さんの50％以上は、ステージ1～3**でした。

そちらには、異常なほくろ、胸のしこり、閉経後の不正出血、直腸からの出血、下部尿路症状（排尿障害）、血尿、排便習慣の変化（便秘や下痢）、声のかすれ、倦怠感《けんたいかん》、腹痛、下腹部痛、体重減少、及びほかのあらゆる症状が含まれます。

いくつかの限られた症状では、診断時にステージ4であるリスクが高いものの、それ以外の**大部分の症状では、ステージ4よりも早い段階で、がんが発見されていた**ということになります。いいかえれば、**がんの症状をちゃんと知っておけば、ステージ4に至る前に多くのがんを早期発見できる**のです。

がんのステージ別の生存率は、**ステージ1の早期がんの5年生存率が、90％以上。最も進んだステージ4になると、およそ11・5％**くらいまで下がります（文部科学省「が

がんのステージ別５年生存率

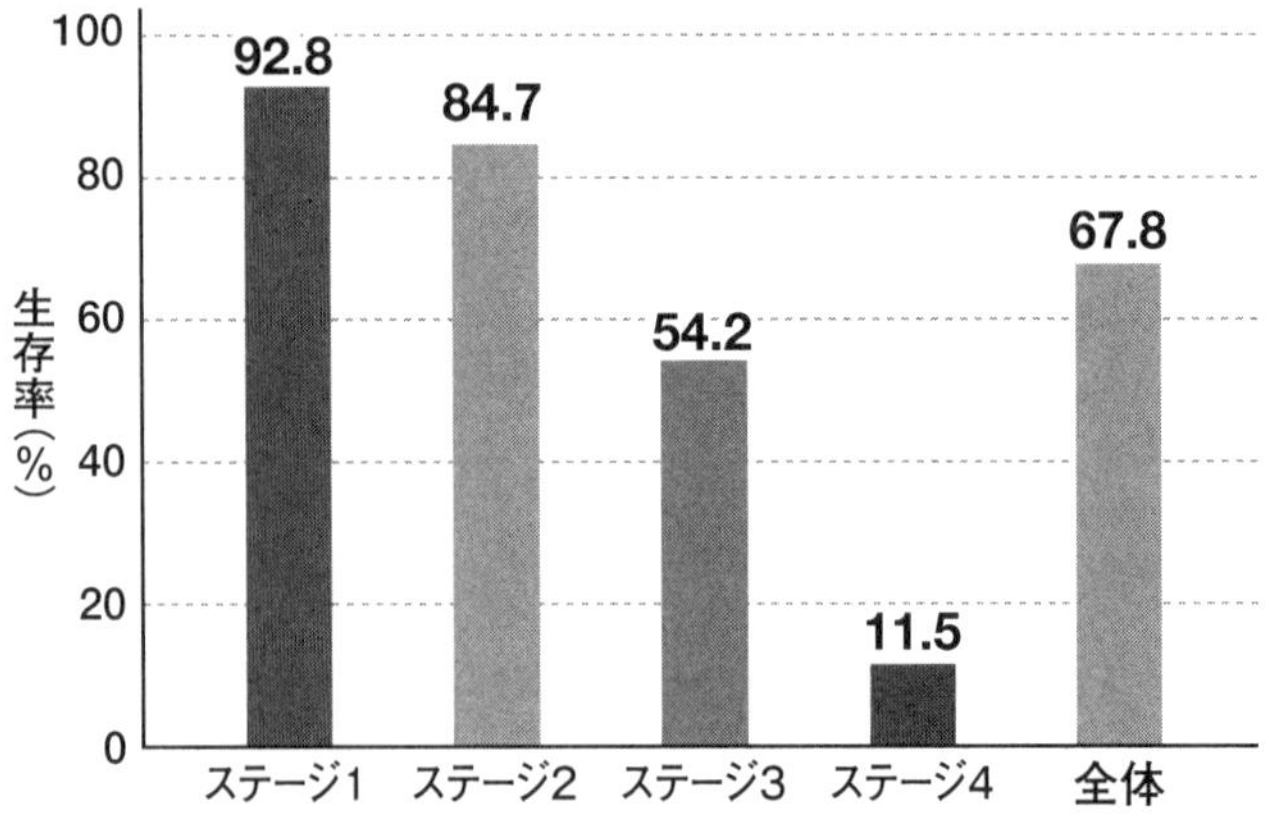

※文部科学省「がん教育推進のための教材」より

ん教育推進のための教材」より）。

たとえがんになったとしても、早期に発見して適切な治療を受けることができるなら、がんで死ぬことを回避できる可能性が非常に高いのですから、がんのサインとしての症状に早めに気づくことはとても大切です。

次に、なかでも気づかれにくい症状を、4つピックアップしておきましょう。

●声のかすれ

声のかすれの原因にはいろいろあって、とくに一過性のものは、心配ないことがほとんどです。

ただ、**声のかすれが持続したり、あるい**

は、徐々に悪化する場合、また、飲み込んだときにむせるとか、喉の痛みを伴う場合、それらは、**甲状腺がん、食道がん、肺がん**のサインであることがあります。

原因もなく声がかすれて、なかなか元にもどらないケースなどでは、放置せずにかかりつけ医や耳鼻咽喉科の病院を受診しましょう。

●ひどい寝汗

寝汗も、**大量に発汗する場合**は注意が必要です。**「暑くもないのに、シーツを替えなければいけないほど汗が出る」**といったケースです。ひどい寝汗は、**悪性リンパ腫や白血病**の症状のことがあるからです。

悪性リンパ腫の診断では、ひどい寝汗のほかに、**リンパ節の腫《は》れ、発熱、体重減少**の3つのサインが知られています。

●うつ症状

がんと診断された患者さんにうつや不安、食欲不振、不眠など精神症状が引き起こされることがありますが、じつは、**「うつ症状」自体が、がんのサイン**であることがあります。

すい臓がんの患者さんにおける精神的症状についての研究報告によると、全体のおよそ**30～50%のすい臓がんの患者さんが、診断前に、うつなど精神的な症状を自覚**していたということです。

また、30万人以上のさまざまな種類のがん患者さんを対象とした研究では、**うつ病などの精神疾患と診断される率が、がんと診断されるおよそ10カ月前から増加し始め、診断直前まで上昇**することがわかりました。

うつ症状などの精神症状の出現は、すい臓がんに多いと言われていますが、基本的には、どの種類のがんでも出現する可能性があります。

●体重減少

体重減少も、気づかれにくいがんの症状の1つです。**「特別なダイエットをしているわけではないのに、体重が減ってきた」**とか、**「この数カ月で急に5kgも体重がへった」という場合**、それががんのサインであるケースがあります。

先ほどの研究でも、がんのサインとして、多い順に、①胸のしこり ②排尿障害 ③排便習慣の変化 ④咳《せき》 ⑤体重減少、が挙げられており、**体重減少は、比較的多いサインの1つ**と考えられています。

体重減少で見つかったがんは、種類別にいうと、**肺がん44%、大腸がん20%、前立腺がん10%、直腸がん10%、腎臓がん6%**となっています。

しかも、体重減少で発見されたがんのうち、**49%がステージ4**でした。体重が減るということは、ある程度進行したがんである可能性が高いのです。

ただ、体重減少だけに限りませんが、ステージ4の可能性のあるがんのサインの、首のしこり、胸の痛み、背中の痛みにしても、もしステージ4と診断されたからといって、もう手遅れということではありません。

ステージ1~3の場合だけではなく、ステージ4であるにしても、より早く発見できれば、それだけよりよい結果が得られやすいのですから、がんのサインらしい症状に気づいたら、勇気をもって専門の病院を受診しましょう。

がんのサインは、あなたにしかわかりません。**「自分の身は自分で守る」と考えてほしいのです。**

Q9 生存率が低いがんの早期発見する方法は？

がん全体の5年（相対）生存率は、65％を超え、70％に近づく勢いです。

なかでも、前立腺がんとか、女性の乳がん、甲状腺がん、こういったがんはすでに5年生存率が90％を超えており、治るがんと考えていいと思います。

しかし、まだまだ治りにくい、5年生存率が50％を切るようながんも残っています。

ここではとくに注意すべき、予後の悪いがんを5つ取り上げてみましょう。

部位別のがんの5年・10年生存率を見ると、生存率の高い順に、前立腺、乳房、甲状腺、子宮体部、喉頭、大腸、子宮頸部、胃、腎臓、膀胱、卵巣となっています。

50％以下の生存率のがんは、**食道、肺、肝臓、胆道（胆のう・胆管）、すい臓**の5つです。

なかでも、すい臓がんは10％以下と、非常に予後が悪いがんです。

しかも、この5つのうち、**肺がんだけしか、自治体のがん検診がなく、人間ドックなどで調べてもらわない限り、見つかる機会がほとんどありません。**このため、症状が出たときには、かなり進行していることが多いのです。

では、これらのがんを早く見つけるには、どうしたらよいでしょうか。それぞれについて解説していきましょう。

●食道がん

上部消化管内視鏡検査、いわゆる胃カメラの検査を行わない限り、早期に見つけることは非常に難しいがんです。

主な危険因子が、**飲酒と喫煙で、両方の習慣のある人はよりリスクがあります。**とくに、**お酒で顔が赤くなる人**は食道がんの危険が高くなることがわかっています。

食道に特殊な光を当てて、粘膜の状態や毛細血管が鮮明に映し出される**ＮＢＩ（狭《きょう》帯域《たいいき》光《ひかり》観察《かんさつ》）内視鏡**を使うと、従来の内視鏡では発見が難しかった早期の食道がんが見つけられるようになっています。この最新の設備を備えた病院を選ぶこともポイントです。

●肺がん

40歳以上のかたには、肺がん検診があります。ただし、胸部X線（レントゲン）は感度が低く、小さな肺がんは見つかりにくいのです。

とくに**喫煙者（とくにヘビースモーカー）は、できれば肺がんをより早く発見できる胸部CT検査を受けたほうがいい**でしょう。**自分が吸わなくても、家族や周囲の人が吸っている場合も、発がんのリスクが高いので、要注意**です。1年に1回は検査を受けることをお勧めします。

●肝臓がん

肝臓がんの**最大の原因が肝炎ウイルス**ですから、まず第一に**肝炎ウイルス検査を受ける**ことが重要です。保健所などで原則無料で受けられます。陽性なら専門機関で治療。その後は経過観察を続け、がんの早期発見に努めてください。

脂肪肝、なかでもアルコールをほとんど飲まない人に起こるNASH（非アルコール性脂肪肝）の人も要注意。このNASHが進行した肝炎が肝臓がんの原因となるケースが増えてきているためです。人間ドックなどで定期的に**腹部エコー（腹部超音波検査）**を受けるといいでしょう。

●胆道（胆のう、胆管）がん

見つけにくく、かつ、5年生存率28％と予後の悪いがん。**腹部エコー**で発見されることがあります。危険因子である、**すい胆管合流異常（すい管と胆管の合流部の先天性の異常）のかた**は、専門の医療機関（肝胆膵内科）で精密検査を受けることをお勧めします。

また、**胆石の既往**があると、胆のう・胆管がんのリスクが高まるという説があり、胆石を経験しているかたも腹部エコーを定期的に行うといいでしょう。

●すい臓がん

消化器がんのなかで、**最も生存率の低いがんです**。早期に見つけることは非常に難しいのですが、**腹部エコー**で発見されることも。健康診断などで測られることがある**血中すい酵素（リパーゼ、アミラーゼなど）の値の上昇が、すい臓がんのサイン**のことがあるので、数値に異常が出たら精密検査を受けることをお勧めします。

危険因子は、**家族にすい臓がんの人がいる、糖尿病がある、肥満、喫煙**など。当てはまる場合は、定期的に腹部エコーを受けたほうがいいでしょう。とくに糖尿病については、**すい臓がんになるリスクが約2倍**になるとされていますから要注意です。

Q10 がんを告知されてしまった。治療で後悔しないための大事なポイントとは？

がんと診断されると、多くのかたが動揺します。混乱し、冷静な判断ができないまま、担当医師の勧める治療を深く考えずに選択してしまうことが少なくありません。しかし、ひとたび治療法を決定してしまえば、なかなか後戻りできないため、しっかりと考えて自分に合った治療法を選ぶことが大切です。

そこで、がんの治療で後悔しないために、絶対に主治医に確認すべき5つのポイントをお話ししましょう。

1　がんの部位、および、進行度（ステージ）

がんがどの部位のどこにできているのか（原発巣）に加えて、ステージを必ず確認しましょう。その部位にあるからといって、必ずしもそこから発生したがんとは限りません。例えば、肝臓に腫瘍がある場合、肝臓から発生したがんと、ほかの部位（胃や大腸など）から転移したがんの場合があり、治療法が違ってきます。また、がんのステージ

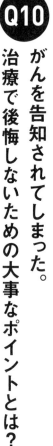

によっても治療内容が変わりますから、ステージの確認も必須です。

2　主治医の勧める治療法と、それ以外の治療法

ガイドライン（がんなどに対する標準的な診療についての指針）で勧められている最も一般的な治療法について、まず確認しましょう。合わせて、主治医から「こういう治療法をお勧めします」と説明があるでしょう。**主治医がその治療法を提案する理由**も確かめてください。ガイドライン通りなら、そうなる理由、通常のガイドラインと違うものなら、変える根拠などを確認します。

また、提案された治療法以外に治療法がないのかと聞いておくといいでしょう。例えば、手術を勧められた場合、「それ以外の、例えば、放射線治療はどうなのか？」とか、意見を聞いておいて損はありません。

3　治療の目的・ゴール（根治、延命、緩和）

治療には、3つの目的（ゴール）があります。

①「根治（寛解）」：がんを完全に治療して、再発しないようにする

②「延命」：がんを完全に治すことは難しいけれども、がんと共存しながら、いい状態

で長生きを目指す

③「緩和」：積極的ながんの治療はせずに、がんの嫌な症状を治療で緩和する

がんの治療の目的を上記3つのいずれに置くか確認し、治療のゴールを、主治医と患者さんの間で共有することが大事です。

4　治療のリスク（合併症、副作用、後遺症）

がんの治療には、効果ばかりではなく、リスクもつきまといます。**手術なら死亡や合併症のリスク、抗がん剤なら副作用、放射線治療なら副作用と後遺症**について、事前にしっかりと聞いておきましょう。

5　治療がうまくいかなかった場合の対応策

ここまで確認する患者さんは少ないかもしれません。

しかし、がんの治療に100%はありません。もし最初の治療法が効かない場合、ほかの治療法があるのかないのか、長期的な治療プランを主治医と相談しておくことをお勧めします。

質問がうまくできそうにないというかたは、メモに書いておいて、外来ではメモを見ながら質問するとよいでしょう。あるいは、家族を同伴し、いっしょに話を聞いてもらってください。

このようなやりとりがうまくいくかどうかも、主治医との信頼関係がきちんと築けているかどうかにかかってきます。とくにがん治療の場合、主治医とのつきあいは一度で終わることはまずありません。治療の前から、治療中、治療後も、数年にわたって、何度も外来で診察を受けることになります。

長く主治医とつきあうことになりますから、相性が合わない、信頼できない医師のもとでは、治療がうまくいかないこともあります。信頼できないなら、主治医を変えてもらうか、医療機関自体を変えたほうがいいとさえ、私は考えます。

では、自分にとってよい主治医かどうかを判断する基準は、どこにあるのでしょうか。

それは、**初対面のとき、直感的に「この医師なら信頼できそう」と思えるかどうか**です。「そんなことで判断していいのか?」と叱られるかもしれませんが、こういう直感というのは、意外に当たっているものです。

ただ、第一印象だけでは不安というかたに、判断材料として、「こんな主治医はちょっと」というチェックリストを挙げておきましょう。

私自身、完璧な人間ではないので、私個人にも当てはまってしまうところがあるかもしれません。

ただ、診療中、いつもこんなふうにならないようにと心がけています。これは、いわば、自戒のリストでもあります。

□カルテばかり見ていて患者さんの顔を見て話さない
□いつも忙しそうで話しかけづらい
□検査の結果を説明してくれない
□説明が早口でわかりにくい
□質問しても答えてくれなかったり、面倒くさそうに答えたりする
□1種類の治療法しか提示しない
□患者さんが試してみたい治療法に耳をかさない
□治療の選択（意思決定）を急がせる

上記のうち、２つ以上あてはまる項目がある場合には、主治医を変えたほうがいいかもしれません（もちろん難しい場合もあると思いますが）。

では、主治医を変えたいときは、どうしたらいいのでしょうか。

主治医には直接いいにくいと思いますので、まずは、病院の**「患者相談窓口」に相談**してください。

スタッフが少ない病院では、主治医を変えることが難しい事情もあるでしょうが、窓口で相談すれば、いろいろな努力をしてくれると思います。それでも無理といわれたら、病院を変えることを考慮してもいいかもしれません。

その病院、もしくは、近隣に**「がん相談支援センター」**があれば、そちらに相談してみましょう。近隣のよい病院を教えてくれるはずです。

がん相談支援センターは、**「がん診療連携拠点病院」**などに設置されたがん患者さんの相談窓口です。その病院に通院しなくても、誰でも無料で利用することができます。

Q11 がん治療の費用はどれぐらいかかるのか？

がんの治療において、お金の問題は避けては通れないものです。

実際にがんの治療をなさっているかたや、その家族なら実感なさっていると思いますが、がんの治療には予想以上にお金がかかります。がんの部位、あるいは、ステージ、治療の内容によって大きく違ってきますが、入院して手術を受けると、数十万円、抗がん剤治療を受けると、一カ月あたり数万円から数十万円かかることが一般的です。

しかも、進行がんの場合、治療が長期にわたることが多いので、そうなると、経済的な負担がさらに大きくなります。

最近では、新しい抗がん剤といわれる分子標的薬や免疫チェックポイント阻害薬などといった、非常に高額な薬が使われるようになっています。その影響もあって、全体的に、がんの治療費が高くなっています。

では、実際には、年間でどれくらいのお金がかかるのでしょうか。

10年ほど前に行われた、「患者が求めるがん対策 vol.2 ～がん患者意識調査2010年～」というアンケート調査があります。この調査によると、**がん治療や、その後遺症軽減のために支払った費用として、最も費用のかかった1年間の合計額の平均は、115万円**という結果でした。なかには、200万円以上、あるいは、300万円以上かかったという人もいます。

つまり、がん治療の初年度で、年間100万円以上かかる目安になります。

これはあくまで平均であって、病気の進行度やがんの種類、治療の方法によって違ってきます。しかも、これは10年以上前の調査なので、今は、もっとかかると予想されます。

ご存じのかたも多いと思いますが、がんなどの治療費が高額になり、一定額を超えた場合、一部を自己負担しなくてすむ「高額療養費制度」があります。**この制度を利用すれば、年齢や所得に応じて、定められた上限を超えた分は返金される**ことになります。

ただし、この制度にも問題があって、その1つとして、**所得の区分が非常に幅広い**という点が挙げられます。

最も多い世帯とされる年収（控除前）が約370万円～約770万円までの区分では、

収入別の自己負担上限額

年収	自己負担上限額
年収　約1160万円以上	25万2600円+（総医療費*−84万2000円）×1%
年収　約770万〜1160万円	16万7400円+（総医療費*−55万8000円）×1%
年収　約370万〜770万円	8万100円+（総医療費*−26万7000円）×1%
年収　約370万円未満	5万7600円
低所得者（住民税非課税）	3万5400円

*総医療費とは保険適用される医療費の総額です。

※「いちばんやさしい終活ガイド」より

年収が低い人が約370万円、高い人が約770万円と、**年収に倍以上の差があるにもかかわらず、同じ区分とされ、同じ月8万円以上の自己負担をしなければならない**のです。しかも、がん治療にかかるお金というのは医療費だけではありません。入院中の食事代や、個室なら差額ベッド代、病院に通う交通費もかかります。副作用や後遺症に対するケアの出費や、健康食品やサプリメントを購入するためのお金も含まれるでしょう。

もう1つの**大きな問題は、がんになるとそれまで通りに仕事が続けられなくなり、収入が減る**というマイナス面があることです。そうなると、負担はさらに大きくなります。

先ほどの意識調査によると、「がんの治療にかかった費用は、どの程度の負担感がありましたか」という質問に対して、**「負担が大きい」と回答した人は、およそ70％にものぼりました。そのうち、「とても負担が大きい」と答えた人が全体の約30％。**

もう1つのお金の問題は、先進医療です。

先進医療とは、保険適用外の先進的な医療技術等について、厚労省が通常の保険診療との併用を認めたもの。一部のがんに対して、**陽子線治療や重粒子治療が先進医療の適応になりますが、それとは別途で技術料として300万円ほど**かかります。標準治療では治療困難となり、先進医療が選択肢となった場合、技術料を含む自己負担分が払えないと、治療のチャンスを逃すことになります。

がんの治療にはお金がかかるという前提のもとに、**ある程度貯蓄をしておくこと、あるいは、医療保険（がん保険）に加入しておくこと**をお勧めします。先進医療の特約をつけるかどうかについては、さまざまな意見があります。私個人の意見としては、保険料を負担に感じないのであればつけておいてもいいと思います。

Q12 セカンドオピニオンを求める際のポイントは？

がんの治療でもっとも大切なことは、自分のがんの状態や治療についての情報をしっかり集めること、そして主治医や家族と十分に話し合い、最終的に納得した上で、自分の選択した治療を受けることです。

がんの診断や主治医が提案した治療法に納得できない場合、ほかの医師にセカンドオピニオンを求めることになります。最近ではセカンドオピニオンが一般化し、珍しいことではなくなりました。

私も、**基本的にはセカンドオピニオンを勧めており、とくに治療が難しい進行がんのケースではできるだけ受けていただきたい**と思っています。ただし、いくつかの注意すべき点があります。

セカンドオピニオンを求めるタイミングや注意点についてお話しします。

●セカンドオピニオンの大前提

セカンドオピニオンとは、今かかっている医師（主治医）以外の医師（または病院）に求める第二の意見です。

セカンドオピニオンの目的は、**「患者さんにとって納得のいくベストの治療法を、患者さんと主治医との間で判断するために、別の意思の意見を聴くこと」**です。したがって、大前提として**主治医の了解を得た上でセカンドオピニオンを申し込み**ます。

「セカンドオピニオンを申し出たら主治医が気を悪くするのでは？」と心配し、なかなか切り出せないという患者さんもいらっしゃいます。しかし、そのような心配はまったく無用です。セカンドオピニオンは患者さんの当然の権利ですので、気を悪くする医師の方がおかしいといえるでしょう。

そして、セカンドオピニオンで得られた情報・意見を主治医のもとに持ち帰って再度相談し、最終的に自分が受けたい治療を決めます。

●セカンドオピニオンのよいタイミングとは？

セカンドオピニオンを切り出すタイミングはいつがよいのでしょうか？　一般的にセカンドオピニオンを申し出るのに適したタイミングがあります。

・がんの診断に関する主治医の説明に納得がいかないと感じたとき
・ひととおり検査が終わり、主治医から治療の提案があったとき（できれば治療が開始される前に）
・主治医の提案する治療方針に納得がいかないと感じたとき（あるいはほかの治療のオプションについて知りたいとき）
・がんが再発あるいは進行し、主治医からもう効果の期待できる治療法がないと告げられたとき

最初にかかった病院で検査がある程度進み、治療に関してスケジュールが決まっている場合、あるいは、すでに治療を受けている場合、なかなかセカンドオピニオンの申し出が難しいと感じる患者さんが多いのも事実です。

しかし、基本的にはどの時点においても、セカンドオピニオンを求める権利が患者さんにはあります。主治医に遠慮する必要はまったくありませんので、セカンドオピニオンを受けたい旨を率直に主治医に伝えてください。

●セカンドオピニオンの注意点

①目的を明確にする

セカンドオピニオン外来を受診する際には、漠然と受診するのではなく、目的を明確にする必要があります。

また、その目的によっては対応する医師が変わることもありますので、**できるだけ目的（質問事項）を事前にセカンドオピニオン先に伝えておく必要**があります（今では、ほとんどのセカンドオピニオン外来で、申込書に具体的な質問内容を記載するスペースがあります）。例えば、主治医が提案した手術に関して意見を求めたいのであれば外科の医師が対応することになりますし、抗がん剤治療については主に内科（腫瘍内科など）の医師、また放射線治療については放射線科の医師が対応することになります。

②セカンドオピニオンと転院・転医の違い

患者さんのなかには、主治医と相性が合わないので別の医師に替わってほしい、もっと信頼できる医師（例えばマスコミやメディアで紹介されている名医）に診てもらいたい、あるいは病院の設備がもっと整ったところで診断・治療を受けたい、という希望がある方も多いと思います。

このような場合は、セカンドオピニオンではなく、**転院・転医**ということになりますので、その旨を主治医に伝えましょう。また、**診療情報提供書（いわゆる紹介状）が必要**になりますので、具体的に移りたい病院名やかかりたい医師の名前を主治医に伝える必要があります。

③ 1つの意見として参考にする

セカンドオピニオンも絶対的なものではなく、**主治医の意見（ファーストオピニオン）と比べ、セカンドオピニオンの方が必ずしもよい意見というわけではありません。**ときには、ファーストオピニオンとセカンドオピニオンが相反する意見となることもありますので、（難しいですが）両者の意見を公平に判断することが必要です。

●セカンドオピニオンのデメリット

セカンドオピニオンには（病院によってまちまちですが）時間がかかりますし、お金もかかります。

さらに、セカンドオピニオンの結果で**転院となった場合には、これまで受けてきた検査のやり直しが必要となる場合がほとんど。金銭的にも負担になりますし、その間にが**

んが進行するリスクがあることも理解しておきましょう。

また、セカンドオピニオン先の医師には中立の立場が求められますが、なかには主治医（あるいは病院）を否定するような医師や、自分の病院（あるいは関連施設）での治療をことさら勧める医師もいますので、注意が必要です。

時間の制約上、単に標準治療の解説にとどまり、十分な説明が得られないまま終わってしまう可能性もあります。

●セカンドオピニオンを受けた後は？

セカンドオピニオンで得られた意見を参考に、主治医や家族と再度相談した上で、最終的に自分が納得できる治療を選択しましょう。

ほかの病院での治療を希望する場合には、あらためて紹介状やデータのコピーなどの準備が必要となりますので、できるだけ早く主治医にその旨を伝えてください。

いずれにせよ、がんを克服するためには、十分に説明を受けたうえで自分に最も合った治療法を選択すること、そして、その治療をイヤイヤではなく、前向きに受けることが大切です。

Q13 がんになったとき、患者の家族がしてはいけない３つのこととは？

がんは、患者さん本人だけではなく、家族や周囲の人たちに大きな影響を及ぼします。とくに配偶者・パートナーや親ががんになった場合、患者さんと同じくらい、あるいは、患者さん以上に、周囲のかたにいろいろな問題が生じることがあります。

がん患者さんの家族が、「治るために何でもしてあげたい」と思うことは当然のことなのですが、その一方で、そういう気持ちが空回りしたり、逆に、患者さんの負担となってしまうことがあるのです。

家族ががんになったとき、してはいけない3つのことについてお話ししましょう。

●患者さんの仕事を奪ってしまう

がんになると、患者さんの家族が気を遣いすぎて、どうしても過保護になり、以前患者さんのしていた仕事などを代わりにしてあげることが多くなります。買い物やゴミ出しといった家事の分担等、日常的に家族の一員として行っていた仕事を、**代わりに家族**

がやってあげようとするのです。

患者さんをいたわるということはとても大切なのですが、これは、**患者さんが体を動かす機会を奪う**ことにつながりかねません。

体を動かす機会がへれば、それだけ早く体力が落ち、筋肉の量が減っていくおそれがあります。とくに筋肉量の低下はがんの生存率を下げることに直結します。患者さんは、積極的に体を動かす必要があるのです。

こうした意味で、**患者さんがこれまでしていた役割や仕事は、できる限り、そのままやってもらうことが大事**です。

それによって患者さん自身が、家族のために何らかの役目を果たすことができていると感じられるなら、「自分が家族に頼りにされている」という気持ちをもつことができるでしょう。それが生きる力にもつながっていくのです。

●勧められた健康法を安易に取り入れてしまう

がんになると、親戚や友人、知人から、いろいろな健康法（食事療法や民間療法）を勧められるようになります。例えば、健康食品やサプリメント、玄米菜食、何かの葉っぱを使った温灸《おんきゅう》などなど。それらは、「○○さんのがんに効いたから」といったように**親切心からの提案であることが多いのですが、多くの場合、エビデンス（科学的根拠）のない健康法**です。

家族としては、よくなるなら、どんな健康法やでも試してみたいというのが本音なので、ついついそういった健康法やを、あまり詳しく調べずに、取り入れてしまうことがあります。しかし、その健康法やが、**効果が見られないだけではなく、患者さんの体の負担になってしまう**ことさえあるのです。高額なサプリメントなどを購入することになれば、経済的な負担にもなります。

まず大前提は、**標準治療をしっかりと受けること。食事については、たんぱく質を中心にバランスよく食べ、運動を続けて、できるだけ筋肉量を保ちましょう。そして、夜はゆっくり睡眠をとる。**基本はこれだけで十分です。

エビデンスのない健康法に、よけいなお金をかける必要はまったくありません。

●自分のことをほったらかしにする

身近な人ががんになると、どうしても自分のことが後回しになってしまいます。

健康な自分が弱音を吐くことはできないと、ひとりでがんばりすぎてしまうことが多いのです。

こういう状況が続くと、精神的にも肉体的にもストレスが溜まり、「家族は第二の患者」といわれるように、**患者さんの家族が体調を崩してしまったり、うつ病になる人**も出てきます。

しかし、家族がうつになったり、健康状態が悪くては、患者さんを支えられません。ですから、家族も、「自分自身を大切にすること」をぜひ心がけてほしいのです。疲れたら、しっかり休みましょう。ときどきは、息抜きに自分の好きなこともしてみましょう。心配や悩み事はひとりで抱え込まないで、周囲の親しい人に相談してみてください。

がんのことだけではなくて、家庭やお金に関する問題についても、病院にある**「がん相談支援センター」とか、相談ホットラインなどのネット上の相談窓口、SNSのコミュニティサイト**など、そういったところに相談することが可能です。患者さんをしっかり支えるためにも、自分自身を大切にすること。それを忘れないでください。

Q14 手術における病院選びのポイントは？

がんになったとき、まず問題になるのが、どの病院で治療を受けるか。

とくに手術が予想される場合、みなさん、慎重に病院を選びたいと考えるでしょう。

病院選びの基準は、人それぞれ。近くの通いやすい病院がいい人、名医がいる有名な病院がいい人、あるいは、雑誌やインターネットの病院ランキングを参考にする人もいるでしょう。

では、どうやって病院を選ぶのがベストなのでしょうか？

正解はありませんが、エビデンスに基づいたアドバイスはあります。

それは、がんの手術を受ける病院を選ぶときに目安の1つにしてほしいのが、**手術件数だということ**です。

医学用語で、**手術件数が多い病院を「ハイボリュームセンター（high volume center）」**、逆に、**少ない病院を「ローボリュームセンター（low volume center）」**といいます。

一般的に、どんなことでも「数（あるいは量）をこなせば上達する」といわれていますが、じつは、がんの手術に関しても、**「手術件数の多いハイボリュームセンターのほうが、ローボリュームセンターに比べて手術の成功率が高い」というエビデンス**があります。

ここでいう成功率とは、手術後の合併症が少なく、手術に関連した死亡リスクが低いという意味になります。端的にいえば、手術をたくさんこなしている病院のほうが、実力が高いのです。

例えば、東京大学病院外科の研究チームが、全国の848の病院で膵頭十二指腸切除術という比較的大きな手術を受けた1万人以上の患者さんについて、手術による死亡率、入院期間、医療費について調べ、病院の年間の手術件数との関係を比較しました。

その結果、手術による死亡率は、**手術件数が年間8例未満の病院（ローボリュームセンター）では5・0％と高かった**のに対し、**年間29例以上の病院（ハイボリュームセンター）では1・4％と有意に低く**なっていました。

さらに、**ハイボリュームセンターでは入院期間も短く、入院中にかかったすべての医療費も安かった**とのこと。

病院の手術件数は、**手術後の長期の予後（生存期間）にも影響する**ことがわかっています。

極端ないいかたが許されるなら、たくさん手術をしている病院で手術を受けたほうが、長生きする可能性が高いということです。

日本の病院の手術件数とがん手術後の生存期間の関係についての研究を見てみると、すい臓がんの手術を受けた患者さんの3年後の生存率は、年間のすい臓がんの手術件数が多いハイボリュームセンターほど高く、手術件数が少ないローボリュームセンターほど低くなっていました。

具体的な数値を比較すると、ローボリュームセンターで手術を受けた患者さんの死亡リスクは、ハイボリュームセンターで受けた患者さんよりも90％も高くなっていました。

この研究では、すい臓がんの他に、**食道がん**、**胆道がん**の患者さんの生存期間も調査していますが、**同じように、ハイボリュームセンターのほうが、長期の生存率が高かっ**

たとのことです。

ですから、より専門性が高く、高度な技術が要求されるがんの手術では、とくに（少し遠くても）手術件数が多いハイボリュームセンターで受けることをお勧めします。

●病院のがんの手術件数を調べる方法

病院の手術件数を調べる方法ですが、いろいろな雑誌に「手術数でわかるいい病院」、「病院の実力」や「病院ランキング」といった特集号がありますので、最新のものをチェックしてみるのがいいでしょう。

ネットで調べることも可能です。

例えば、Caloo《カルー》というサイト（https://caloo.jp/）では、日本のDPCという診療報酬システムを導入している病院における手術件数のランキングを調べることができます。具体的な手術件数がわかるので、病院選びに役立ててみてください。

Q15 手術前に行うべき、プレリハビリテーションにどういった効果があるのか?

できれば手術を受けるすべてのがん患者さんに実践していただきたいのが、「プレハビリテーション」です。プレハビリテーションとは、手術や、広い意味では、医学的な治療を始める前（プレ）に行うリハビリを指します。

プレハビリテーションを行う主な理由は、患者さんの生死を左右する**「サルコペニア(sarcopenia)」**という状態を避けるためです。

筋肉は年齢とともに少しずつ減っていきます。筋肉量が減ると、同時に筋力や身体能力も衰えます。この「筋肉量の低下に加えて、筋力または身体機能（歩行速度など）の低下のいずれかがある状態」のことをサルコペニアといいます。簡単にいうと「筋肉やせ」のことで、手足の筋肉が落ちて細くなり、力が入らなくなったり、日常生活の動作が遅くなったりする状態のことです。そして、**このサルコペニアが、がん患者さんの大敵となる**ということがわかってきました。

検査によって骨格筋の量が少ないことが判明し、サルコペニアと診断されたがん患者さんは、すべての標準治療（手術、抗がん剤、放射線など）がうまくいかず、よい結果が得られないことが多くの研究からわかっています。

例えば、胃の切除術を受けた65歳以上のがん患者さん（99人）を対象とした日本の研究によると、**サルコペニアがある患者さん（全体の21%）では、治療が必要となる重症の術後合併症の発生率が28・6%**もありました。**サルコペニアのない患者さんの9・0%に比べて3倍も高くなっていた**のです。

また、術前にサルコペニアがある患者さんは、手術によって術後早期に死亡するリスクが高くなるという報告もあります。

手術を受けた大腸がん患者さん310人の解析によると、術後30日以内（あるいは入院中）の死亡率は、**術前にサルコペニアがなかった患者さんでは0・7%であったのに対し、サルコペニアがあった患者さんでは8・8%と非常に高く**なっていました。

サルコペニアがあると、がん患者さんの術後の長期予後が悪化するというデータも出ています。とくに、サルコペニアがあるがん患者さんが**手術を受けると、術後の合併症**

が増え、生存率が低下することがわかっています。**胃がんの場合、術前のサルコペニアは、死亡リスクを2倍に高める**因子となるという報告があり、ほかに、**肝臓がん（3・2倍）、大腸がん肝転移（2・7倍）、大腸がん（1・9倍）、すい臓がん（1・6倍）**で、上記のような死亡リスク上昇が報告されています。

　このようにがん患者さんにとって極めてリスクの高いサルコペニアを回避するために重要なのが、プレハビリテーションです。プレハビリテーションには、2つの柱があり、それが、**運動と食事**です。**運動は、有酸素運動と筋トレ**が基本。**食事は、たんぱく質をメインとした栄養療法**が中心になります。**プレハビリテーションを行うことによって、すべての術後合併症が、40～50％減少し、とくに呼吸器関連の合併症が70％以上減少する**というデータが出されています。術後の回復が早まることより、入院期間も2～3日短縮すると報告されています。

　とくに重要なのが「筋トレ」です。2863人のがんサバイバーを対象とした、アメリカの研究では、実際に筋トレをするがん患者さんが長生きすることが報告されています。筋トレを週1回以上行っているがん患者さんは、筋トレを行っていない患者さん

筋トレによるがんサバイバーの生存率の改善

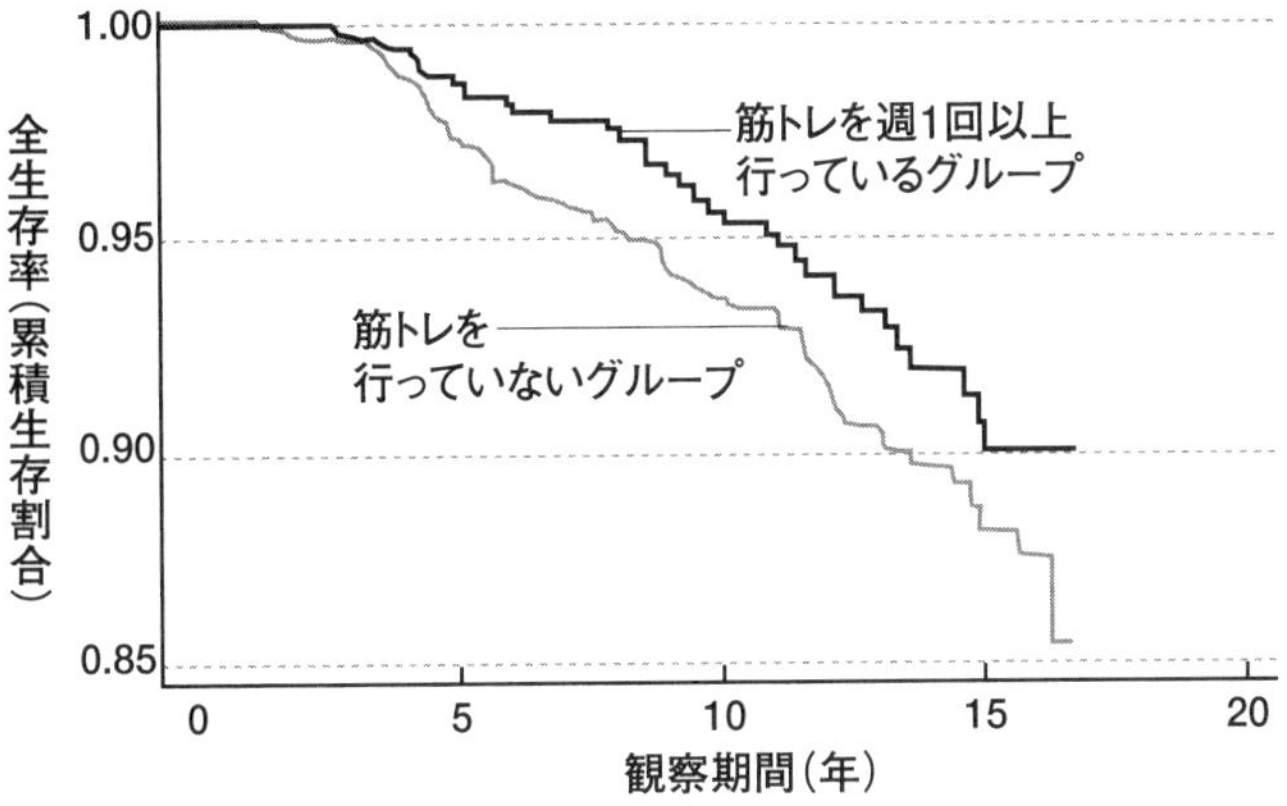

※「The effect of resistance exercise on all-cause mortality in cancer survivors」より

に比べて、**がんを含めたすべての死亡リスクが、33％も減少している**ことがわかったのです。

食事については、たんぱく質の摂取が最重要（詳しくは、次の項でふれます）。

術前から、たんぱく質の豊富な栄養サポートを行っていると、合併症が減少するという研究データも出されています。

一部の研究では、プレハビリテーションによって長期的な生存率も改善したとのことです。

プレハビリテーションは、できれば全員のがんの患者さんにしていただきたいと考えています。

Q16 がんの手術前に、何を食べればよいか？

がんを告知されたのち、誰もが気にかけるのは、がん患者さんが何を食べたらよいかという問題です。

インターネットで、「がんに効く食事」、「がんを消す食べ物」といったキーワードで検索すると、さまざまな食事療法が見つかります。書店に行けば、多くの「がんの食事療法」に関する本が並んでいます。例えば、「玄米菜食」や「ファスティング（絶食療法」等々。こういう食事療法（あるいは食品）は、たいてい「がんに効く」が謳《うた》い文句で、がん患者さんや家族としては、すぐにでも取り入れてみたくなるものばかりです。

また、がん患者さんは「４本足の動物の肉は控えたほうがいい」といわれることがよくあります。

確かに、ＷＨＯのがんに特化した研究機関であるＩＡＲＣ（国際がん研究機関）は、**加工肉を「ヒトに対して発がん性がある」、赤肉（牛、豚、羊などの加工されていない肉）**

を「ヒトに対しておそらく発がん性がある」と分類しています。

がんの予防の観点からは、加工肉や赤肉は控えめにしたほうがいいというのが、標準的な見解です。

では、がんと診断された後、肉を食べることがどれほどの悪影響を及ぼすのでしょうか。死亡率をさらに高めたりするのでしょうか。

大腸がんの患者さんを対象とした新しい研究では、赤肉や加工肉をたくさん食べても、大腸がんの再発や死亡リスクとの関連が認められなかったという結果が出ています。

つまり、がんの診断後に、赤肉や加工肉を食べても、再発や死亡リスクが上昇することはないということです。がん診断後の患者さんが肉を控える必要はないと考えていただいていいでしょう。

ましてや、がんの手術を控えた患者さんの場合、**第一に必要とされる栄養素がたんぱく質です。栄養状態が悪化している人では、できるだけたんぱく質を補充して栄養状態を改善する必要**があります。

食事からのたんぱく質の摂取量が足りないと、体重が減少し、筋肉量が落ち、手術や術後の治療がうまくいかなくなったり、生存率の低下にもつながっていきます。むろん、食べすぎはいけませんが、何より、たんぱく質不足に陥らないことが肝腎。

こうしたわけで、食事内容を厳しく制限する食事療法は、残念ながら、お勧めできないのです。

塩や脂肪、動物性たんぱく質（とくに4本足の動物のたんぱく質）を禁止して、大量の生野菜ジュースをとったり、極端な菜食を続けていると、手術前に最も優先すべきたんぱく質が足りなくなるおそれがあります。

極端な食事療法は、少なくとも手術前には不必要なばかりか、かえって危険な場合があるのです。

それに、厳しい食事療法で食べてはいけないリストが多数ある場合、その縛りが増えれば増えるほど、それがストレスとなり、食事自体が楽しくないものになります。こうした**食事療法をがんの手術前に始めることは、栄養状態がさらに悪化する原因**となりかねません。

では、がん診断後（手術前）、どれくらいのたんぱく質をとればよいでしょうか。

健常人は、1日に体重1kgあたり1g程度のたんぱく質が必要とされていますが、がん患者さんの場合、できれば、それ以上のたんぱく質をとる必要があります。**体重あたり1・2～1・5g。体重50kgの人では、60～75g**が摂取の目標値です。**術前には、肉、魚、卵、豆類、乳製品など、動物性、及び、植物性たんぱく質を含んだ食品をまんべんなく食べる**ことが勧められます。

ちなみに、**赤肉**は、アミノ酸スコア*も高く、がん患者さんに必要なたんぱく質をとるためにはとてもよい食品です。ですから、私個人の意見としては、積極的にとってほしいと考えています。

また、いくつかの研究では、がんの術前に**プロバイオティクス（乳酸菌やビフィズス菌など、腸内環境を改善する、いわゆる善玉菌）を摂取することで、術後の傷の感染症などの合併症を減らすことができた**とする結果が報告されています。

プロバイオティクスとして勧められるのが、ヨーグルト、納豆、チーズ、キムチ、**甘酒、漬物（ぬか漬けなど）、みそ、塩麹《しおこうじ》などの発酵食品**です。

あえて手術前の食事をこれまでと変えて工夫するとしたら、こういった発酵食品を多

＊アミノ酸スコア：食べ物に含まれるたんぱく質に必須アミノ酸がバランスよく含まれているかを表した指標。アミノ酸スコア100の場合、すべての必須アミノ酸をバランスよく含んでいるということになる。

たんぱく質が豊富な主な食材　一覧表

食品名		たんぱく質量（100gあたり）
肉類	牛肩ロース	13.8g
	豚こま切れ	18.5g
	鶏むね肉	21.3g
	鶏もも肉	16.6g
	ベーコン	15.4g
	ウインナー	11.5g
魚介類	サバ	20.6g
	紅サケ	22.5g
	しらす干し	24.5g
	大正エビ	21.7g
	タコ	16.1g
	焼きちくわ	13.2g
大豆食品	木綿豆腐	7.0g
	生揚げ	10.7g
	油揚げ	23.4g
	納豆	16.5g
	調整豆乳	3.2g
卵類	卵	12.2g
乳・乳製品	牛乳	3.3g
	ヨーグルト	3.6g
	プロセスチーズ	22.7g

※日本食品標準成分表2020年版（八訂）

めにとるのがよいでしょう。

一般的にがんに効く食材として、わかめなどの海藻類やキノコなどがよく取り上げられます。長期的にみて、それらの食品ががん治療のサポートになる可能性はありますが、それらを常食してきたかたでない限り、術前に急に食べ慣れないものを摂取するのは勧められません。**ふだん食べ慣れないものを急に食べ始めると、アレルギー反応が起こることもありますし、下痢や消化不良といった問題が起こることもある**からです。

がんの診断を受けたら、**極端な食事療法に賭けるよりは、基本的な食事の質を高めることを心がけてほしい**のです。

がん診断後の食事の質と、がんによる死亡リスクとの関係を調べた研究があります。

アメリカにおける国民健康・栄養調査（ＮＨＡＮＥＳⅢ）のデータベースから、１１９１人のがんと診断された人を選び、食事に関する詳しいアンケートを行いました。

この調査で「健康的な食品」とされたものが、**フルーツ（とくに皮付きフルーツ）、野菜（とくに緑黄色野菜と豆）、精白していない穀物（全粒穀物）、乳製品、動物性たん**

ぱく質（少量の肉、卵、魚介類）、植物性たんぱく質、不飽和脂肪酸でした。一方、「控えたい食品」とされたのが、**精白した穀物、食塩、砂糖、飽和脂肪酸**でした。こうした分類をもとに食べ物（栄養）を点数化し、どれだけ健康的な食事をしているかを数値化したうえで、それとがんによる死亡率との関係を調べたのです。

　すると、健康的ではない食事のグループでは、最も健康的なグループと比べ、**がんによる死亡率が高くなっており、長期になると、最大で2倍近くにまで上昇**していました。2つのグループ間で死亡リスクを比較したところ、**健康的な食事をとることで、がんによる死亡リスクは65%も低くなり、また、すべての死因による死亡リスクも41%低く**なっていました。

　がん診断後、どんな食事をとるかが、長期的には、生存期間の大きな差につながることを示す重要なデータといえるでしょう。

　ともあれ、手術に備えては、先にもふれた通り、たんぱく質をしっかりとって栄養状態を引き上げることが肝腎です。かつ、腸内の善玉菌をふやす食事を工夫し、腸内環境を整えておけばよりよい状態で手術を迎えられるでしょう。

3章

がんと食事に関する疑問に答える

Q17 パンを食べるとがんになるというのは本当か？

パンを食べるとがんになるという話があります。気になっている人も多いでしょう。はたして、パンを食べるとがんになるのでしょうか。

国立がんセンターによる、食事のタイプと乳がんとの関係を調べた研究では、パンを含む**西洋型の食事パターン**は乳がんのリスクを32％（極端な西洋型では83％）も高めるということを報告しています。

ただし、この研究では、肉類・加工肉、パン、果物ジュース、コーヒー、ソフトドリンク、マヨネーズ、乳製品などを多く摂取するタイプの食事を「西洋型」としています。ですから、パン以外の食べ物の影響もじゅうぶん考えられます。

海外の研究を見ると、**「パンそのもの」がいけないのではなく、精白した穀物（たとえば、パンであれば真っ白な食パン、お米であれば白米）が、がんのリスクを高める**ということで、逆に、**精白していない全粒穀物・全粒粉（ホールグレイン）はがんのリスクを低**

全粒穀物とがんによる死亡リスク

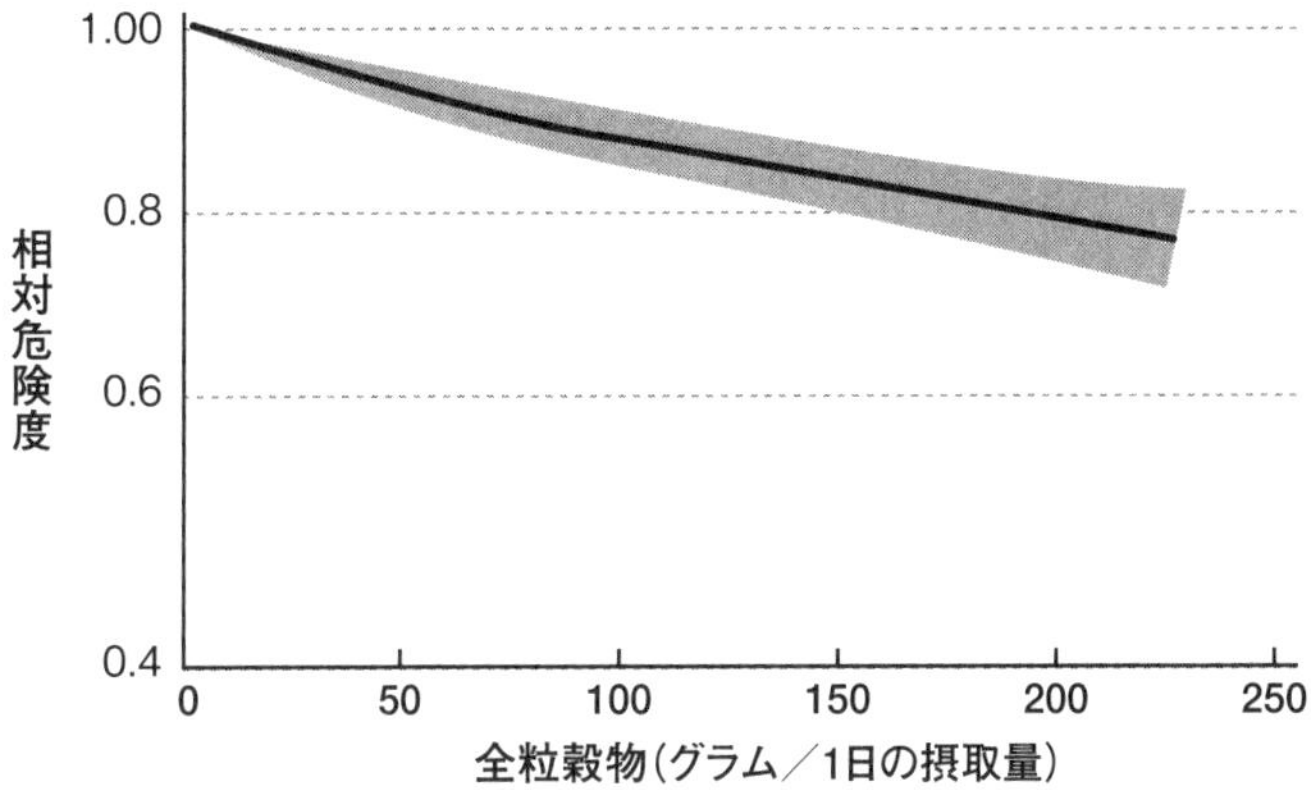

※「Whole grain consumption and risk of cardiovascular disease, cancer, and all cause and cause specific mortality: systematic review and dose-response meta-analysis of prospective studies」より

下させるというのが、一般的な見解です。

過去に報告された45の研究をまとめてメ＊タ解析を行った大規模研究では、精製していない全粒穀物の摂取量と、がんを含めた死亡リスクとの関係を調べています。

それによると、**全粒穀物の摂取量が多い人では、すべてのがんの死亡リスクが低下**していました。

また、**摂取量が多いほど、リスクが低下**していたといいます。

例えば、**1日に90gの全粒穀物（パン2枚とシリアル1ボウル）が増えるごとに、がんのリスクが15%減少**していたのです。

同時に、全粒穀物の摂取量が多い人では、

＊メタ分析：複数の研究結果をいろいろな角度からそれらを統合したり、比較したりする分析研究法。

がんだけでなく、脳や血管の病気による死亡リスクも低下していました。

以上から、全粒穀物・全粒粉を食べると、むしろがんが減るという結果となっています。つまり、**一概にパンがいけないということはなく、真っ白なパンあるいは精白した穀物を食べすぎることで、がんのリスクが高まる可能性がある**ということです。

ちなみに、パンとの関連では、近年、「小麦粉（メリケン粉）ががんの増加の原因」といった話が話題になったことがありました。その話の主旨は、日本人が戦後、アメリカから来た小麦粉（メリケン粉）を食べるようになってから、がん（とくに小腸がんや大腸がん）が増えたというもの。

日本に輸入される小麦に使用されている強力な除草剤「グリホサート」や、パンに含まれる添加物に発がん性の問題があるのではないかというのですが、多くのかたがよく食べているパンやめんを含めいろいろな食品に危険があるとすると、とても心配になります。

はたして、本当なのでしょうか？

日本で行われた大規模な研究を紹介しましょう。45歳から74歳までの日本人およそ

7万3500人を対象として、平均11年間の追跡調査を行い、米、パン、めん類、およびシリアルの摂取量と大腸がんの発症率との関係を解析したものです。もし小麦粉が大腸がん増加の原因だとしたら、パンやめん類を多く摂取する人で、大腸がんのリスクが高くなっているはずです。

結論は、パン、めん類、およびシリアルの摂取に関して大腸がんとの関係は認められませんでした。

つまり、この日本人を対象とした大規模な研究では、**小麦粉が原料のパンやめん類を多く摂取することで大腸がんのリスクが高くなるということはない**、という結論です。

小麦粉を多く摂取すると大腸がんが増えるというエビデンスは、少なくとも私が調べた範囲では、ありませんでした。

ただし、だからといって、好き放題、パンを食べていいというわけではありません。

パンにかぎらず、精白した穀物を原料とした食品は、過度に摂取すると、がんだけでなくさまざまな疾患のリスクを高める可能性があります。私たちは食材を選ぶ際に、よりよい選択をしていく必要があるでしょう。

Q18
食品添加物や農薬による がんのリスクはどれくらいあるのか?

この問いにこたえるために、添加物がたくさん含まれる**「超加工食」**とよばれる食品とがんとの関係についての研究を紹介しましょう。

「超加工食」とは、製造過程で防腐剤や保存料、発色剤など多くの添加物を加えることによって見た目をよくしたり、長期間常温で保存できるようにした食品のことです。

具体的には、**袋詰めのパン・菓子、スナック類、ミートボール、チキンナゲット、その他の保存料を含む再構成肉、即席めん、調理済みの冷凍食品**などです。超加工食の消費量は、とくに若い世代を中心に世界的に増えていて、健康に対する悪影響が懸念されています。

10万人以上のフランス人を対象とした大規模な前向き研究*では、食事内容のアンケート調査をもとに超加工食の摂取量を割り出し、その後の観察期間中のがん発症リスクとの関係を調べました。

*前向き研究:対象者を定め、特定の条件下で将来生じる現象を調べる研究。

その結果、**超加工食を最も多く摂取したグループでは、最も少ないグループに比べて、すべてのがんの発症リスクが20％以上増加**していました。さらに、超加工食の摂取量が増えれば増えるほど、がんのリスクが比例して高くなるということで、**超加工食の割合が、食べもの全体の10％分増加するごとに、がんを発症するリスクが12％増加**するという結果でした。がんの種類別では、とくに**乳がんのリスクが高くなる**ということがわかっています。

また、添加物といってもさまざまな種類がありますが、なかでも、もっとも発がんリスクが指摘されている**「亜硝酸塩や硝酸塩」**のがんリスクについての最新の研究を紹介します。

亜硝酸ナトリウムなどの亜硝酸塩や硝酸塩は、ハムやソーセージなどの加工肉、イクラやタラコなどの魚卵製品の発色剤として使用が認められている食品添加物です。

フランスの10万人以上の成人を対象とした観察研究を見てみましょう。

24時間の食べ物調査を行って、すべての食品の亜硝酸塩や硝酸塩の含有量を計算し、亜硝酸塩および硝酸塩の摂取量と、がんの発症率との関係を調べました。

すると、**添加物としての「硝酸塩（とくに硝酸カリウム）」を最も多く摂取していたグループでは、最も少ないグループと比べて、乳がんのリスクが24％増えて**いました。**添加物としての「亜硝酸塩（とくに、亜硝酸ナトリウム）」を最も多く摂取していたグループでは、最も少ないグループと比べて、前立腺がんのリスクが58％増えて**いました。

一方、亜硝酸塩および硝酸塩は水や土壌などにも自然に存在していて、野菜などにも含まれていることがわかっています。この天然由来の亜硝酸塩などの摂取量とがんの発症リスクとの間には、相関が認められませんでした。

海外からのデータではありますが、超加工食や代表的な添加物を多く摂取することで、やはり、がんのリスクが増えるという結果となっています。

今後、日本においても欧米と同様にますます超加工食の摂取量が増えることが予想されますので、それに伴って、がんの発症率が高まる危険性があります。

加工食品は保存もききますし、簡単に美味しく食べることができてとても便利なので、ゼロにすることは難しいでしょうが、それでも、できるかぎり摂取量を減らすことは、がんだけでなく、多くの生活習慣病の予防につながると考えられます。

日常生活においては、

「なるべく自宅で生の新鮮な食材を調理して食べる」

「砂糖入り飲料やスナック菓子などを控えめにする」

「（コンビニに行くと、ついつい美味しそうな加工食品を買ってしまうので）コンビニに行く回数を減らす」

といった工夫が勧められます。

続いて、**残留農薬とがん死亡率の関係についての、最新の研究結果**についてもふれておきましょう。残留農薬が多い野菜・フルーツを摂取すると、実際にがんのリスクが高くなるのでしょうか？

アメリカの大規模な観察研究を見てみましょう。

およそ16万人の成人を対象として、野菜とフルーツの摂取量と、野菜とフルーツに残っていた農薬（殺虫剤）の量と、がんなどによる死亡率との関係を調べた研究です。

野菜、フルーツについては、それぞれ、アメリカ合衆国農務省（ＵＳＤＡ）が調査した残留農薬の基準から、「残留農薬が多い野菜・フルーツ」と、「残留農薬が少ない野菜・フルーツ」に分類しました。これを基に、それぞれの摂取量と、がんなどによる死亡リスクとの関係を解析したのです。

結果は、**「残留農薬が少ない野菜・フルーツ」の摂取量の多い人は、がんによる死亡リスク、および、すべての死因による死亡リスクが低下**していました。**最も多く摂取するグループは、最も少ないグループに比べて、およそ20％、がん死亡リスクが低下**していました。

一方、**「残留農薬が多い野菜・フルーツ」の摂取量と、がんの死亡リスクとの間に、有意な相関は認められなかった**とのことです。

つまり、がんによる死亡リスクは増えなかったということになります。

紹介の研究は、3つの異なる観察研究を組み合わせた研究であることなど、いくつかの限界がありますが、少なくとも残留農薬の摂取量とがん死亡リスクとの間に相関はなかったという結果になっています。

最後に、日本の残留農薬に関する規制についてですが、**厚生労働省の「食品衛生法における農薬の残留基準について」**という報告があります。このなかで、厚労省では食品衛生法に基づき、農薬の残留基準を設定していて、この基準を超える食品の流通は禁止しているとされています。

さらに、残留基準を設定すると同時に、食品のモニタリング検査も行っており、実際の摂取量が健康に悪影響を与えないレベルであることを確認しているとのこと。厚労省の報告によると、あまり心配する必要はないということになります。

もちろん、紹介の研究結果や厚労省の報告だけをもって、「残留農薬はまったく気にしなくていい」とはいえません。

実際に、殺虫剤や除草剤のなかには、動物実験などで発がん性が確認されたものがある以上、リスクはゼロではないと考えられます。

残留農薬が気になるかたは、可能であれば無農薬のものを選択する、あるいは、農薬の残っている可能性が低い野菜やフルーツをとるようにするのがいいでしょう。

Q19 卵を食べすぎると、がんになりやすい？

卵には豊富なたんぱく質だけでなく、ビタミンやミネラルなどの体に必要な栄養素が豊富に含まれ、「完全栄養食品」とも呼ばれています。

卵かけご飯もおいしいですし、卵焼き、茶碗蒸し、オムレツなどなど、卵レシピは多彩で豊富。さまざまな使い方ができる万能の食材といってもいいでしょう。

しかし、その一方で、卵の黄身にはコレステロールが多く含まれていることから、食べすぎると脂質異常症や心血管系の病気を増やす可能性が指摘されています。とくに卵を多く摂取する人は、血液中の悪玉（ＬＤＬ）コレステロールが高くなることが報告されています。

コレステロールは、体に必要な栄養素であるものの、がん細胞の増殖を促進するともいわれます。

では、実際に、がんについては、どのようなことがわかっているのでしょうか？

卵の摂取とがんとの関係について研究論文を調べてみました。

●卵とがんの関係（アメリカでの研究）

まずは海外からのデータです。

アメリカでの集団研究を紹介します。52万人以上のアメリカ人を対象として食事内容の詳しい調査を行い、その後、平均で16年間追跡し、この期間中のがんを含めた病気による死亡リスクを解析しました。

その結果、**全卵の摂取量の増加は、すべての死因、心血管病、そして、がんによる死亡リスクの増加と有意に相関**していました。

具体的には、**1日に全卵半分の摂取が増えるごとに、がん死亡リスクが7％増加**していたとのことです。

この全卵を、ほかのたんぱく源である、卵白、鶏肉、魚、あるいは、乳製品などに置き換えた場合には、がんも含めて死亡リスクが減るという計算になります。

●世界中の研究のまとめ

次に、過去の世界中の研究についてまとめて解析を行った論文を紹介しましょう。

過去に報告された卵と死亡リスクについての33件の集団研究（対象者が220万人以上）を、まとめて総合的に解析した研究です。

この研究によると、卵をもっとも多く摂取するグループでは、最も少ないグループに比べて、全ての死因による死亡リスク、心血管病、心臓病、脳卒中、呼吸器疾患による死亡リスクに有意な差はありませんでした。

ところが、**がんによる死亡リスクだけは、20％高く**なっていました。

また、卵の摂取量が増えるほど、がん死亡のリスクが高くなっており、1週間に**卵1個増えるごとに、リスクが4％高く**なっていました。

ただし、これは、世界中のさまざまな人種での研究を集めたデータですので、日本人に当てはまらない可能性があります。

日本人ではどうなのでしょうか？

●日本の研究

2017年に発表された日本人対象の研究を見てみましょう。

この研究では、30歳以上の4686人の日本人女性を対象として、卵の摂取量とがんによる死亡リスクとの関係を15年間にわたって調査しました。

その結果、1日に1個卵を食べるグループに比べて、**1日に2個以上食べるグループでは、すべての死因による死亡リスクがおよそ2倍**、そして、**がんによる死亡リスクは3・2倍にも高く**なっていました。

というわけで、以上の研究から、卵の摂取量が増えると、がんによる死亡リスクが高くなるという結果になっています。

卵はとてもよいたんぱく源ですので、栄養学的なメリットも非常に大きいのですが、その一方、やはり、食べすぎると、がんや心血管病の危険が高くなります。

卵の摂取は、1日に1個以内に。

この原則を守ることをお勧めしたいと思います。

Q20 朝食に食べてはいけないものは何？

毎日続けて食べると、がんのリスクが高くなるおそれのある朝食のメニューを3品紹介します。

むろん、これは、ぜったいに食べてはいけないということではありません。食べものの好みは人それぞれ。それを否定するものでもありません。

また、食べものの体への影響には個人差がありますので、同じ食品が個々人に与える影響にも濃淡があります。そうした前提を踏まえたうえで、毎日こういった朝食を継続的にとっていると、がんを含めて、なにかしら病気になるリスクが増えると推定されるのです。

もし、こういった食事をされているのであれば、可能であれば少し減らすか、本書で紹介している健康的な食べものを追加していただければ幸いです。

正直にいえば、私自身、以前、こういう朝食（缶コーヒーと菓子パン）を食べていました。その反省の気持ちをこめて、皆さんにお伝えする次第です。

●菓子パン

菓子パンは、全部がそうだとはいえませんが、製造過程で防腐剤や保存料など多くの添加物を加えることによって、長期間常温で保存できるように加工されており、**「超加工食」**と呼ばれる食品の1つです。砂糖がたくさん使用されているものも少なくありません。

とくに、油で揚げた「揚げパン」の類い(ドーナッツやカレーパンなども該当します)は、カラリと揚げるために、ラード(日本では豚の脂肪組織から精製した食用油脂)を使うことも多いといいます。ラード(=飽和脂肪酸)を取りすぎれば、がんのリスクが高まります。

アメリカで行われた大規模な調査によると、**超加工食を最も多く食べる人では、食べない人に比べて全ての死因による死亡リスクが31%も高かった**ということです。

菓子パンだけを悪者にするわけではありませんが、毎日、食べることは、やはり、推奨できません。

●缶コーヒー（砂糖入り）

朝食に、缶コーヒーを飲んでいる人は、意外と多いのではないでしょうか？

コンビニや自動販売機で簡単に買えますので、便利です。コーヒーは、じつは、がんのリスクを低下させることがわかっていますので、推奨できる飲み物なのですが、甘い缶コーヒーはNG。

これは、**砂糖を含む糖類が多量に入っているため**です。微糖のコーヒー飲料でも、1本に角砂糖2個分、商品によって、多いものでは、角砂糖11個分の糖類が入っています。コーヒーに砂糖を入れる人でも、さすがに角砂糖10個以上は入れないでしょう。**糖類が入った加糖飲料は、とりすぎると、がんのリスクが高くなる**のです。できればブラックコーヒーにするか、自分でコーヒーを淹《い》れて飲むことをお勧めします。

●フルーツ缶

朝からフルーツを食べるのはいいことですし、野菜とフルーツを多く食べる人は、がんのリスクが低下することがわかっています。ただし、フルーツは加工したものでなく、生のフルーツをとって欲しいのです。

市販のフルーツジュースは、がんのリスクを高めるという報告があります（Q24参照）。フルーツ缶は、ヘルシーなものと受け取られることが多いでしょうが、フルーツが浸かっている**液体（シロップ）に問題**があります。フルーツの甘さをさらに引き立てるために、このシロップ自体も（多くの製品で）甘くなっています。ほとんどの商品に、**シロップの原材料として、糖類（砂糖や果糖ぶどう糖液糖など）や人工甘味料**が入っています。こういった糖類や人工甘味料をとりすぎると、がんのリスクが高くなります。フルーツだけを食べて、シロップは飲まなければいいのですが、フルーツ缶では、果物にすでにシロップがしみ込んでしまっている印象があります。

なお、ここで紹介した食品で、特定の商品やメーカーを批判するつもりはありません。一般的な原材料や添加物から判断して、がんのリスクが高くなる可能性があるということで、必ずがんになるという意味ではありません。

特定の食べものを何度か食べたからといって、がんのリスクが急に高くなるわけではありませんが、毎日、あるいは、長年にわたり、食べ続けていると、やはり、リスクが少しずつ蓄積されていくと考えられます。

Q21 がんの発症リスクを抑えるおやつとは？

がん予防の基本は生活習慣。なかでも「食事」は毎日のことで重要ですが、1日3食の食事以外に、「おやつ」は、いったいどうしたらいいのか、気になっている人もいらっしゃるでしょう。

そこで、ここでは、がんのリスクを低下させるおやつを3つ紹介しましょう。

●ナッツ

さまざまな病気の予防効果があるとされるナッツには、とくに、**エラグ酸（ポリフェノール）、オメガ3脂肪酸のα－リノレン酸などの抗酸化成分が含まれている**ため、がんを予防する効果もあるということが多くの研究で報告されています。

2013年、『ニューイングランド・ジャーナル・オブ・メディスン』という一流の医学雑誌に掲載された大規模研究は、約12万人を追跡調査したもの。

これによると、**ナッツを週に1回摂取していたグループは、がんによる死亡リスクが**

11%低下していました。**毎日1回以上食べるグループでは、すべての死因を含めた死亡リスクが20%も低下**していました。

また、スペインでの地中海食の効果を調査したランダム化比較試験＊では、**週に3回以上、握りこぶしくらいの量のナッツを食べる人は、がんによる死亡リスクが40%も低下**していました。

がんの種類に関して、36件の研究（合計で3万人以上の患者さんを対象）を総合的に解析した結果、ナッツ類を最も多く食べるグループでは、**大腸がんの発症リスクが24%、子宮内膜がんのリスクが42%、すい臓がんのリスクが32%低下**することが明らかとなっています。

さらに、**大腸がんや乳がんの患者さんを対象とした研究で、ナッツにはがんの再発を減らしたり、生存期間を延長する作用があること**も確認されています。

ナッツの種類は、ピーナッツよりも、ピスタチオ、アーモンド、ブラジルナッツ、カシューナッツ、ヘーゼルナッツ、マカデミアナッツ、松の実、クルミなどのツリーナッツ（**木になるナッツ）がいい**ようです。

＊ランダム化比較試験：研究の対象者を2つ以上のグループにし、さらにランダムに分けて治療法などの効果を検証する方法。

なかでも、**ピスタチオやクルミがもっとも病気の予防効果が高い**とされています。ナッツは食べすぎると、カロリー摂取量が増えてしまうおそれがあるため、大きな袋ではなく、一食ずつ小分けになったタイプを選ぶとよいでしょう。殻がついたピスタチオは、殻をむくのに時間がかかるため、食べすぎを防ぐ効果があります。

●ヨーグルト

さまざまな病気の予防に、腸内細菌のバランスを整えることはとても大切です。腸内環境が乱れると、がんを含めて色々な病気を引き起こすことがわかっています。がんの人と健康な人の腸内細菌を比較した研究では、がんの人では、健康な人に比べて「腸内細菌の多様性」が減っており、また、一部の悪玉菌が異常に増えていることがわかっています。

腸内環境を整えるためには、**乳酸菌などの善玉菌（プロバイオティクス）と、そのエサとなるオリゴ糖や食物繊維（プレバイオティクス）を摂取することが重要**です。ヨーグルトは発酵食品で、乳酸菌やビフィズス菌など善玉菌がたくさん含まれています（つまり、プロバイオティクス)。

ヨーグルト、および、食物繊維の摂取量と、肺がんの発症リスクとの関係について、世界各地で実施された研究（計１４０万人以上が対象）をまとめて解析した大規模研究があります。

それによると、**ヨーグルトをたくさん摂取するグループ（1日23g程度）は、ヨーグルトを摂取しないグループと比べ、肺がんのリスクが19％低下**していました。

さらに、**ヨーグルトをたくさん食べ、かつ、食物繊維を最も多く摂取するグループでは、33％も肺がんのリスクが低下**していました。従って、この２つの摂取には相乗効果があると考えられました。

このように、ヨーグルトは、がんを予防するうえで重要な食べものだと考えられます。

お勧めは、**砂糖の入っていないプレーンヨーグルトに、善玉菌のエサとなるオリゴ糖をかけて食べる**方法です。砂糖なしでも甘くなり、プロバイオティクスとプレバイオティクスの両方が同時に摂取できるので理想的です。

●ダークチョコレート

チョコレートの原料となるカカオ豆には、ポリフェノールが豊富に含まれています。

とくに**カカオの量が多いダークチョコレートには、赤ワインやコーヒーよりも、たくさんのポリフェノール**が含まれています。

このポリフェノールには、活性酸素を取り除く抗酸化作用や抗炎症作用があり、動脈硬化、高血圧や脳卒中の予防効果があります。

加えて、ポリフェノールを多く摂取する人では、がんの発症リスクも低くなることがわかっています。

フィンランド人の男性2万7000人以上が参加した大規模な前向き研究では、食事内容についてのアンケート調査からチョコレートの摂取量を計算し、その後の心血管病、心臓病、そして、がんによる死亡リスクとの関係を調べています。

その結果、**最も多くチョコレートを食べていたグループ（平均で、1日およそ12g）では、チョコレートを食べていなかったグループに比べて、がんによる死亡リスクが12％低下**していました。

ただし、チョコレートの場合、血糖値が気になる人がいると思います。しかし、最近の研究では、砂糖が入っていないダークチョコレートでは血糖値は上昇せず、むしろ血糖値が下がることが確認されています。

こうした点からも、**カカオの含有率が高くて、できれば砂糖が入っていないダークチョコレート（ブラックチョコレート）がお勧め**です。

がんのリスクを低下させる「おやつ」3点（ナッツ、ヨーグルト、ブラックチョコレート）は、いずれもコンビニでも購入できますから、その点も便利です。

Q22 がんの進行を抑える効果的な食べ物とは？

私たちの体のさまざまな組織の中には、必要に応じて血管を作り出したり、減らしたりする働きがあり、それが、**「血管新生」**と呼ばれるシステムです。

じつは、がんもまた、この血管新生のシステムを利用し成長します。がんが成長するためには栄養が必要ですが、その栄養は、ごく小さな血管（毛細血管）から届けられます。がんは、血管新生の成長を促進する物質をまわりに放出し、血管新生を増やして血管をおびき寄せ、血管のネットワークを作らせます。

通常、血管新生は、必要がなくなれば抑制の指令が出されて、血管が増え続けることはありません。しかし、がんの近くでは、血管新生が抑制されません。その結果、血管がしだいに増えていき、増えた血管から栄養を得たがんがどんどん成長していきます。さらに悪いことに、がん細胞が近くの血管に侵入し、遠くの臓器などへと転移していくのです。逆に、この血管新生を抑える力が正しく働けば、がんは成長できません。実際、

がんと血管新生

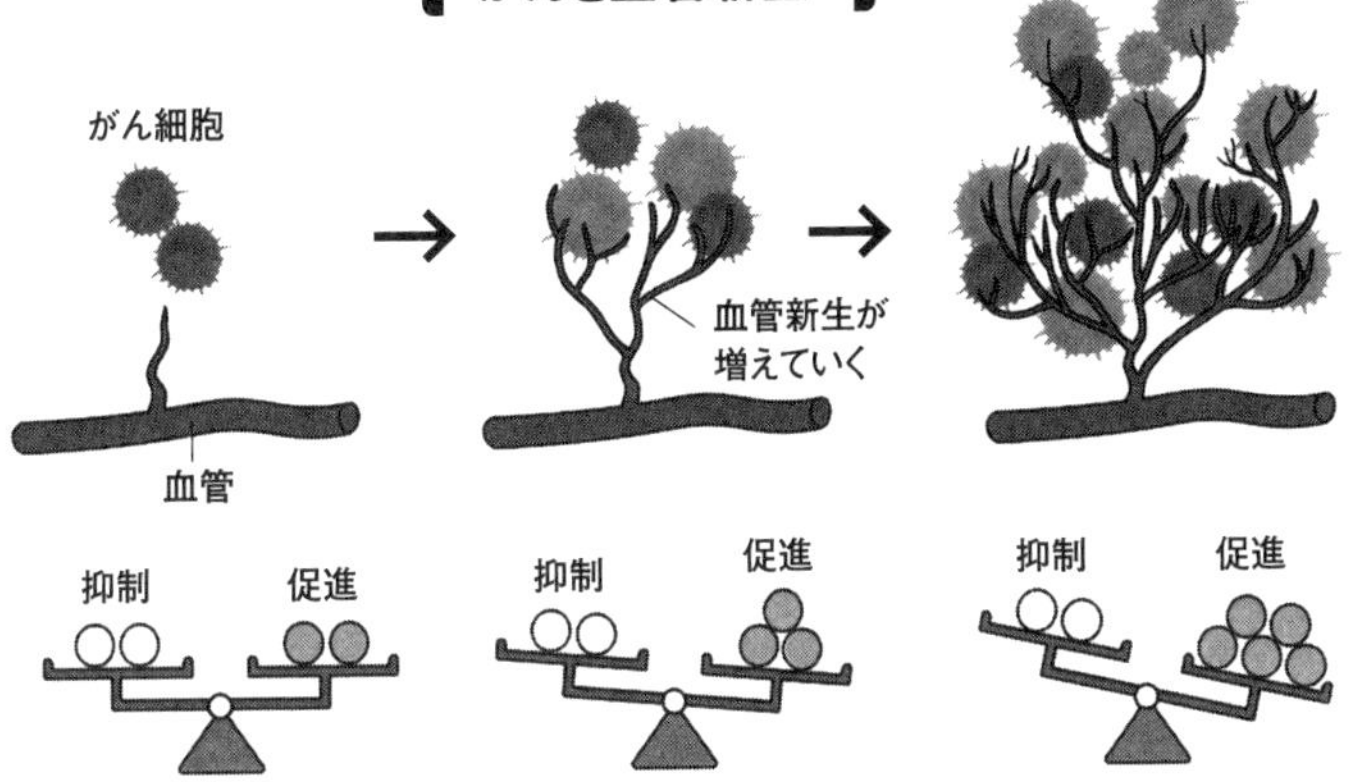

通常、血管新生の必要がなくなると、抑制の指令が出されて血管は増えなくなる。しかし、がん細胞では抑制の指令が出されないため、血管新生がどんどん促進、増え続ける血管から栄養を吸収したがんが大きくなっていく。

健康体に見える人の体の中にも、がんの芽は存在するのですが、よけいな血管新生が抑制されているために、がんが成長できず無害のままなのです。

現在、この**血管新生を抑える治療薬が開発されて、治療に用いられ大きな効果をあげています。**例えば、**ベバシズマブ（商品名アバスチン）**という血管内皮増殖因子（VEGF）の阻害剤は、大腸がんの治療などで大変高い効果を示しています。ほかにも血管新生阻害薬があり、大腸がん以外に、胃がんや肺がんなど多くのがんに使われるようになっています。

上記のように私たちの体には血管新生を

上手に調節するシステムが備わっていて、がんが大きくなるのに必要な血管を途絶えさせて、がんが発生しても成長しないようにしています。この防御システムの力は薬以外の、食べ物によっても最大限に引き出すことが可能です。血管新生を抑える作用のある食品がわかってきています。なかには、**抗がん剤と同等、もしくは、それ以上の血管新生阻害作用をもつ食品があるのです。**代表的な食品を紹介しましょう。

●大豆

大豆には、**血管新生を阻害するイソフラボン**という生理活性物質が含まれています。イソフラボンの一種である**ゲニステイン**という成分に、強力な血管新生阻害作用があるのです。また、**納豆などの発酵大豆食品には、高濃度のイソフラボンが含まれている**ことがわかっています。

なお、大豆イソフラボンは女性ホルモンのエストロゲンと分子構造が似ています。エストロゲンは乳がんを進行させることがあるので、乳がんの患者さんはイソフラボンを多く含む大豆を食べないほうがよいといわれたことが過去にありました。しかし、この説は間違いと判明しています。実際の乳がんサバイバーを対象とした研究から、**大豆を**

います。

最もたくさん食べる人では、乳がんの再発や死亡リスクが低下していたことがわかっています。

●ニンニク

がん予防効果があることで知られていますが、**強力な血管新生阻害作用があることもわかっています。**アメリカの国立がん研究所がまとめた「がんの予防に効果のある食品（デザイナーズフーズ）」のうち、ニンニクは最もがん予防に効果のある食品として、抗がん作用のある食品のピラミッドの頂点に置かれています。ニンニクに含まれる**硫化アリル**には、抗酸化作用や抗炎症作用があり、がんの発生を強力に抑えるのです。

●ベリー類

フルーツの中では、**イチゴ、ラズベリー、ブラックベリー、ブルーベリー、クランベリーなどのベリー類が血管新生を抑制する**ことがわかっています。

ブルーベリーなどに豊富に含まれる**アントシアニン**には、血管内皮増殖因子（VEGF）によって誘発される血管新生を阻害する作用が確認されています。また、イチゴには、**血管新生を強力に阻害するエラグ酸**という物質が含まれています。そのほかのベリー類もたくさんの効果が期待でき、Q24で詳しく紹介します。

Q23 ちまたでよく耳にする野菜スープはがんに効くのか？

野菜ががんの予防や治療のサポート食材として理想的な食材であるということは、いろいろな研究から明らかになりつつあります。野菜をたくさん食べる人は、あまり食べない人に比べて、いろいろながんの発症リスクが低下していたというデータもあります。

また、がんの診断を受けたあとにも、野菜、とくに食物繊維を多くとっているがん患者さんは長生きするというデータがあります。

ただ、その一方で、野菜の調理法については、サラダがいいのか、スープがいいのか、あまり詳しいデータがないというのが現状でした。

最近、よく**「野菜スープががんにいい」**といった主旨の本が売れています。みなさんの野菜スープに関する関心はかなり高まっていると考えられます。

では、みなさんの関心を集めている野菜スープは、本当にがんに効くのでしょうか。

本当に効くのであれば、野菜スープを使ったがん患者さんでの臨床試験が行われているはずです。世界中の医学論文が検索できるＰｕｂＭｅｄという文献検索システムで検索してみました。

ところが、検索すると、臨床試験はほとんどありません。少なくとも腫瘍が小さくなったり、生存期間が延長したり、という論文は見つかりませんでした。要するに、**野菜スープががんに効くという、人間におけるしっかりしたエビデンスはない**ということになります。

唯一見つかったのが、２０１９年にアメリカの栄養学の雑誌に報告された、ブロッコリースープの研究です。これは、49名の前立腺がんのリスクの高い男性を、３群に分け、毎週３００㎖のブロッコリースープを1年間飲んでもらう臨床研究でした。

スープは、１つの群が通常のブロッコリースープ、残り2つが、遺伝子組み換えでグルコラファニンという抗酸化物質を通常の3倍豊富に含んだブロッコリースープの群、同じく7倍多く含んだ群でした。

結果は、通常ブロッコリーの群では、がんのマーカーとなる遺伝子発現が上昇しており、がんが進行していると判断されました。一方で、グルコラファニンが3倍と7倍の群では、がんのマーカーの上昇は見られませんでした。

この研究は、対象となる人数が少なかったこともあって、がんの進行がストップしたというような臨床的なデータは得られておらず、前立腺がんの進行がゆるやかになる可能性があるという報告に留まっています。

残念ながら、野菜スープによってがんが縮小したり、生存期間が延びるというエビデンスはいまのところない、ということになります。しかし、それでも、栄養学的な観点から、野菜スープががん患者さんにお勧めの食べ物であることは間違いありません。

では、野菜スープの仲間であるみそ汁は、どうでしょうか。

私の患者さんで、すい臓がんの手術を受けて、その後再発した患者さんがいらっしゃいます。じつは、彼女は、食事などのセルフケアを実践することで、まったくがんが進行しないまま、数年間、元気で過ごしておられます。その彼女が毎朝作って飲んでいるのが、**野菜たっぷりの具だくさんみそ汁です。**

大豆食品でがんのリスクが減少することは、非常に多くの研究が示しています。実際、**日本人を対象にした大規模調査でも、みそ汁の摂取量が多くなるほど、乳がんになりに**

くいと報告されています。

また、乳がん以外でも、和食のうち、**大豆食品やみそ汁を多く食べている人は、胃がんになった場合の死亡リスクが3割低下**していたという報告も出されています。

それでは、なぜ、みそ汁ががんに効果をもたらすのでしょうか。

がんは、大きくなる課程で、周囲に新しい血管を作らせる作用があることがわかっています。これを、血管新生といいます（Q22参照）。みその原材料となる**大豆には、この血管新生の産生を阻害する作用**があることがわかっています。しかも、**みそ汁は発酵食品で、腸内環境を改善**します。腸内環境が改善すれば、それだけがんにもよい影響がもたらされます。さらに、みそ汁の具に根菜類や海藻等が入っていると、**善玉菌のエサとなる食物繊維をたっぷりとることができる**のです。これで、さらに腸内環境が整い、それががんの予防に役立つと考えられます。

私の患者さんが実践しているように、**みそ汁なら、食物繊維の豊富な野菜や根菜類、海藻、きのこなどをたっぷり入れた具だくさんみそ汁がお勧めです。**具だくさんにすることで、より抗がん効果を高めることができるでしょう。

Q24 がんに効果がある果物はどういったものがあるのか？ また、フルーツジュースでもよいのか？

果物をたくさん食べている人は、がんの発症率が低いことがわかっています。日本人を対象とした研究では、週に1回果物を食べる人は、まったく食べない人に比べて胃がんの発生率がおよそ30％低いとされています。

では、どんな果物ががん患者さんに勧められるでしょうか。お勧めの果物を5つ挙げてみましょう。

●アサイー（アサイーベリー）

南米アマゾン原産のヤシ科の植物です。アントシアニンをはじめとして、豊富なポリフェノールが含まれます。**アサイー100gに含まれるポリフェノールは約4・5gで、ココアの約4・5倍。**それ以外にも、鉄分、食物繊維、カルシウム、ビタミンCなども含みます。アントシアニンには、抗酸化作用、抗炎症作用、血管新生阻害作用（がんを成長させる血管新生を阻害する働き）があります。動物モデルの実験では、アサイーの摂取によって、**がんの発生率、増殖、腫瘍の数・サイズを抑制した**と報告されています。

●ブラックベリー（ブラックラズベリー）

米国中部原産とされる、バラ科キイチゴ属のベリー類。アサイーと同様、アントシアニンなどのポリフェノールが豊富。アントシアニンは、**NK（ナチュラルキラー）細胞という免疫細胞を活性化し、大腸がんの発生や進行を抑制する**効果が期待できるとされています。発がんマウスにブラックベリーを含む食事を4週間与えて、大腸に発生したがんの数とサイズを調べたところ、明らかに数は減少し、サイズも縮小していました。

●ブルーベリー

ブラックベリーと同様に、豊富にアントシアニンを含みます。マウスの卵巣がんモデルの研究では、**ブルーベリーの摂取によって炎症が抑えられ、腫瘍が小さくなった**と報告されています。大規模な疫学調査でも、**ブルーベリーが乳がんの発症リスクを低下**させるというデータが出ています。

●柑橘系フルーツ

ポリフェノールの一種である**フラボノイド（植物に含まれる色素、苦み、辛み成分）**

が多く含まれるために、がんを抑制する効果が期待されます。また、抗酸化作用の高いビタミンCやカロテノイド（赤や黄色の動植物の天然色素）も含みます。

2013年に行われたメタ解析では、柑橘系のフルーツを多く食べることによって、**乳がんのリスクが約10%低下**すると報告されています。

●リンゴ

ポリフェノールをたくさん含みますが、なかでも、とくに**フロレチン**という成分に注目。多くの研究では、フロレチンは、**がん細胞の増殖を抑制し、細胞死（アポトーシス）に導くこと、がん細胞の遊走能（がんの転移に必要な運動能力）を阻害する**ことがわかっています。なお、果物の摂取量の目安としては、**一皿分（およそ100g）を毎日食べる**のがいいでしょう。**できれば皮ごと食べる**ことが勧められます。

注意したいのが、**市販の100%フルーツジュース**。100%なら健康的というイメージをお持ちのかたが多いでしょうが、がん予防の点では、じつは、フルーツジュースはお勧めできません。10万人以上の成人男女（平均年齢42歳）を対象として、がん発症リスクとの関連を調査した研究では、**100%フルーツジュースを最も多く飲む人は、**

ほとんど飲まない人に比べて、がん全体のリスクが14％増加していました。さらに、フルーツジュースは、がん患者さんの生存率を低下させるという報告もあります。**がん診断後にフルーツジュースを最も多く飲んでいた患者さんでは、乳がんによる死亡リスクが33％も増加しており、全ての死因による死亡リスクも19％増加**していたのです。

それでは、フルーツジュースの、いったい何がいけないのでしょうか。

その答えは、**果糖**です。フルーツジュースの果汁には、果物（とくに皮）に含まれる食物繊維など、がんの予防につながる成分が取り除かれてしまっており、ほぼ果糖のみとなっています。これがフルーツジュースをお勧めしない理由です。ちなみに、糖は、単糖類と二糖類に分類され、二糖類には、ショ糖と乳糖、単糖類にはぶどう糖と果糖がありますす。糖にもいろいろな種類がありますが、どの糖ががんのリスクを高めるのかを調査した研究があります。

スペインでの高齢者7000人以上を対象とした研究によると、**液体の果糖、しかも、フルーツジュースからの果糖が最もがんのリスクを高めると判明**しています。こうしたわけで、ここで紹介した果物も、ジュースではなく、そのままいただきましょう。

Q25 最近わかった、がんに効果的な食べ物はほかにあるのか？

アボカドは、「森のバター」とも呼ばれ、オレイン酸やリノール酸などの有用な脂肪酸や、ベータカロチン、葉酸、ビタミンB6、ビタミンE、食物繊維などを含み、非常に栄養豊富なフルーツです。

脂肪が多く含まれているにもかかわらず、血中のコレステロール値を下げる効果があり、肥満や高血圧の予防に理想的な食材ともいわれています。

2023年4月に発表された大規模な観察研究によって、がんとの関係が明らかになりました。アメリカの約4万5000人の男性と、約6万7000人の女性を対象として、アボカドの摂取量とがんとの関係について調査しました。

男性の場合、**アボカドを週に半個以上食べ続けていると、アボカドをまったく食べないグループに比べて、がん全体の罹患リスクが15%も低く**なっていました。部位別には、**大腸がん、肺がん、膀胱がんの発症リスクがとくに低くなっており、およそ30%もリス**

クが低下していたのです。

一方、女性の場合、がん全体のリスクとの関係は見られず、アボカドを摂取するグループのほうが乳がんにかかるリスクがおよそ20％高くなっていました。

女性のほうでは、ちょっと驚きの結果が出たわけですが、後に、より若い女性を対象にして追跡調査を行ったところ、乳がんとの関連は見られなかったとされています。

いずれにしても、週に1回、半個のアボカドを食べるだけで、男性においては、がんのリスクを下げる効果が期待できるということになります。

また、アメリカ人を対象とした研究から、アボカドは心血管病のリスクを下げるという報告もなされています。

週に1個以上アボカドを食べると、心血管病のリスクが16％、なかでも冠動脈疾患のリスクが21％下がるというデータが出されています。

アボカドは、血管にもよくて、がんにもよいということがわかってきました。これはアメリカ人のデータですが、今後、日本でも同じような研究がなされることを期待したいと思います。

Q26 がん予防にいいオイルとは？

脂（脂質） は、たんぱく質、糖質とならぶ3大栄養素の1つです。

脂質＝脂っこい食べ物といったイメージから、「脂は体に悪い」という印象をお持ちのかたもいらっしゃるかもしれません。

健康常識的にも、かつて体に悪いと見なされていた脂質は、現在では、体に必須の構成要素として見直されるようになっています。研究が進んだ結果、同じ脂質にしても、積極的にとったほうがよいものと、過剰にとることは控えたほうがよいものがあることが明らかになってきました。

主要な構成要素である脂肪酸のタイプにより、脂質はまず、**飽和脂肪酸**と**不飽和脂肪酸**に分けられます。

飽和脂肪酸は、肉や乳製品などの動物性脂肪に含まれるもの。過剰に摂取すると、健康面でのデメリットが生じるとされています。

オイル（脂肪酸）の分類表

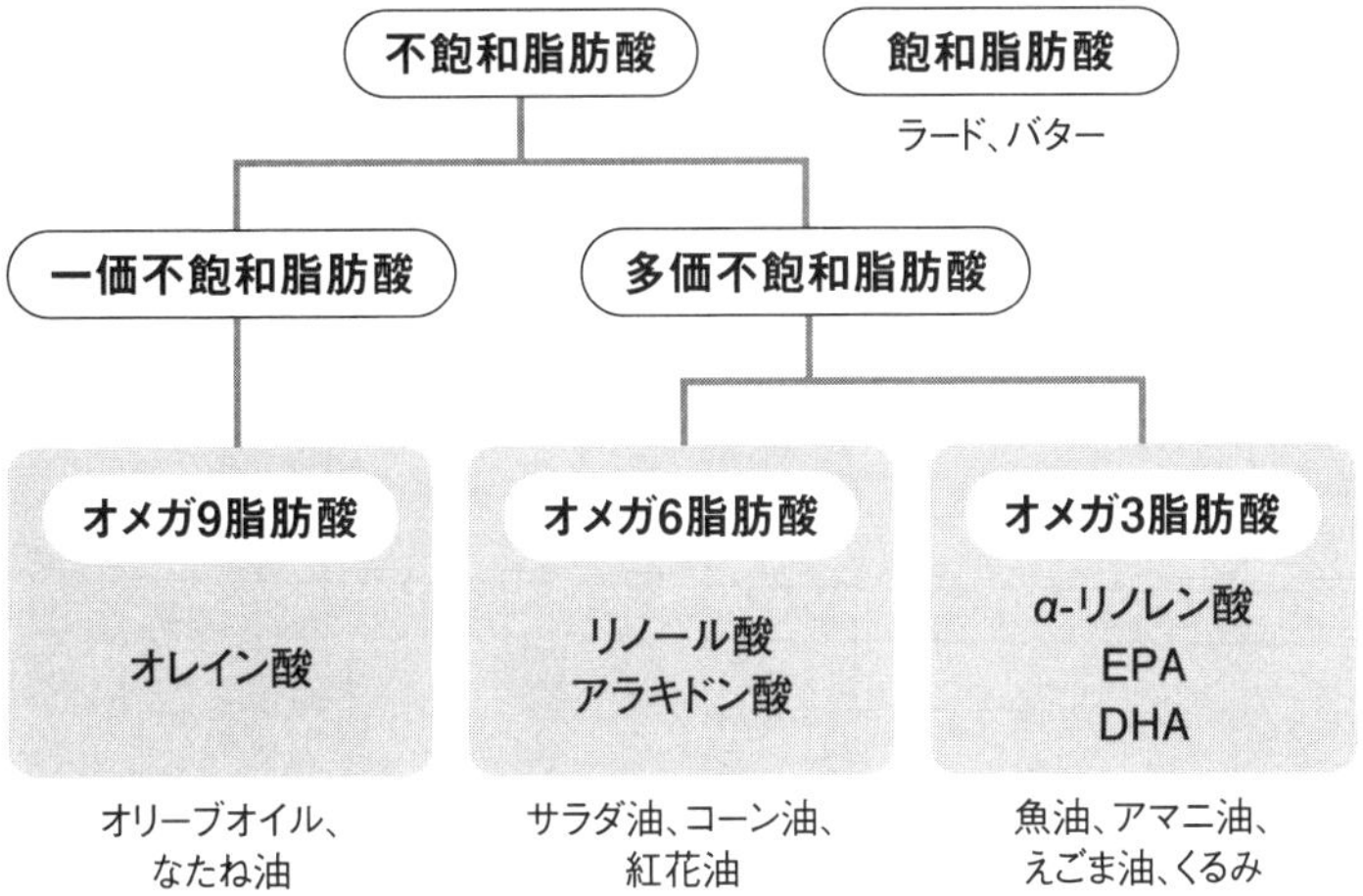

一方、不飽和脂肪酸は、分子の結合の仕方の違いから、**一価不飽和脂肪酸**と、**多価不飽和脂肪酸**に分けられます。一価不飽和脂肪酸は、**「オメガ9脂肪酸」**とも呼ばれ、その代表が**オリーブオイル**。多価不飽和脂肪酸は、オメガ6脂肪酸と、**オメガ3脂肪酸**に分けられ、オメガ6の代表が、サラダ油などの植物油、オメガ3の代表が、**青魚の油、アマニ油、えごま油**などになります。

そこで、がん予防に役立つオイルは何かということになりますが、1つが、オメガ3の青魚の油などに含まれるＤＨＡ（ドコサヘキサエン酸）やＥＰＡ（エイコサペンタエン酸)。それと、オメガ9のオリーブオイルです。

ここでは、オリーブオイルを中心にお話ししてみましょう。

オリーブオイルには、健康を維持し、病気を予防する多くの効果が確認されています。例えば、動脈硬化を防ぐ作用、脳卒中や心筋梗塞などの心血管系の病気を予防する作用、腸内環境を整えて、便通を改善する働きなど。

オリーブオイルをたくさん摂取する地中海食は、がんの発症や再発防止に効果があると報告されています。動物を用いた実験で、オリーブオイルの主成分である**オレイン酸に、大腸がんの成長を遅らせる作用**のあることが確認済み。エキストラバージンオリーブオイルから抽出された**「オレオカンタール」という成分に、がん細胞を選択的に死に導く効果がある**とされ、大変注目されています。

では、実際に、ヒトにおけるがんの予防効果はどうなのでしょうか。

2022年に、オリーブオイルとがんのリスクとの関係を調査した、過去の疫学研究を集めてメタ解析した論文が出されています。

対象となった92万9771人のうち、1万2461人ががんを発症。**オリーブオイ**

ルを最も多く摂取するグループは、がん全体のリスクが31％も低下していました。がんの種類別では、**乳がんが33％低下、消化管のがんが23％低下、咽頭・喉頭がんが26％低下、尿路がん（腎臓・尿管・膀胱がん）が54％も低下**しています。

以上のようなデータより、オリーブオイルを積極的に摂取すると、乳がんや尿路がんをはじめとする、さまざまながんに対する予防効果が期待できると考えられます。

ちなみに、オリーブオイルは、その精製方法からいくつかの種類に分けられています。選ぶとしたら、このうち、抗がん成分のオレオカンタールを豊富に含む、最も上質なオリーブオイルに分類される**「エキストラバージンオリーブオイル」**をお勧めします。

できれば、エキストラバージンオリーブオイルをとってください。

そのままサラダなどにかけたり、マーガリンのかわりにトーストにつけて食べるのもいいでしょう。納豆ごはんにオリーブオイルをかけるのも、意外においしい食べ方です。

いろいろと工夫して、オリーブオイルを積極的に食卓に取り入れるといいでしょう。

Q27 腸活ががんの予防や治療に役立つというのは本当？

がんの予防のためにも、治療のためにも、腸内細菌が非常に重要な役目を果たしていることがわかってきています。

腸内細菌は大きく分けて、善玉菌、悪玉菌、そして、日和見菌《ひよりみ》に分類されます。腸の中ではこれらの細菌が勢力争いをしています。

三者のせめぎ合いによって作り出される腸内環境は、食べ物の消化・吸収だけではなく、免疫機能にも深く関与しています。

腸内環境が乱れると、免疫の機能が低下し、細菌やウイルスに感染しやすくなったり、がん細胞をやっつけることができなくなったりします。

腸内細菌が多く存在する**大腸で発症する大腸がんばかりではなく、胃がん、すい臓がん、そして、腸とつながっていない、乳がん、肺がんなどにも腸内細菌が関与している**とされています。

この腸内細菌とがんの関係を示すデータが、近年、次々報告されています。がん患者さんの腸内細菌の状態は、がんのない人の状態と比べると、大きく変化しています。腸内細菌の種類や量、善玉菌と悪玉菌の割合などが大きくちがっているのです。

がん患者さん同士で腸内細菌を比べると、**腸内細菌の種類の多い患者さんのほうが、少ない患者さんより生存期間が長い**とされています。

がん患者さんの腸内細菌を調べると、**特定の悪玉菌が増えている**ことがわかってきました。例えば、大腸がんでは、**歯周病の原因菌である、フソバクテリウム・ヌクレアタムという菌が増えていて、この菌が増えていると、抗がん剤が効きにくくなってしまったり、生存期間が短くなる**と報告されています。

ニボルマブ（商品名オプジーボ）などの免疫チェックポイント阻害薬の有効性が臨床試験で証明され、適応が拡大していますが、この免疫チェックポイント阻害薬も、残念ながら、全員に効くわけではありません。

そして、この**薬の効果を左右する因子として腸内環境が関係している**ことがわかっています。免疫チェックポイント阻害薬が効いた人と、効かなかった人との腸内細菌を比較したところ、細菌の種類や量に差があるということが明らかとなっています。

つまり、**腸内環境がいい患者さんのほうが、薬が効きやすい**のです。

このように、がんの予防や治療のために腸内環境を整えることの重要性が、いよいよはっきりしてきました。

では、どのようにすれば腸内環境が整えられるでしょうか。

ここでは、みなさんに次の3つの提案をしたいと思います。

●プロバイオティクスをとる

前述したとおり、**プロバイオティクスとは、乳酸菌やビフィズス菌など、腸内フローラのバランスを改善し、人体に有益な作用をもたらす微生物、いわゆる善玉菌**を指します。善玉菌を豊富に含んだ発酵食品、ヨーグルト、納豆、チーズ、キムチなどを食べたり、**乳酸菌飲料やサプリメント**などを飲むことが勧められます。

海外での研究では、食べ物を意識的に変えることで、腸内細菌が変化することが確認されています。

●プレバイオティクスをとる

プレバイオティクスとは、善玉菌のエサになって、腸内環境を改善する食品のことをいいます。

具体的には、**オリゴ糖や食物繊維**などになります。とくにオリゴ糖が勧められますので、料理のときに砂糖のかわりに積極的に使うようにするとよいでしょう。

食物繊維をとるには、野菜と果物がお勧めです。**玄米などの精製していない穀物**も推奨できます。トウモロコシのデンプンから作られた水溶性食物繊維である**「難消化性デキストリン」**もとりやすいです。

これらの食品を、先ほどのプロバイオティクスといっしょに、毎日摂取するようにするといいでしょう。

●心理的ストレスを減らす

脳と腸は密接に関係しており、「脳腸相関」という言葉があるくらいです。

心理的ストレスが腸内環境を乱すため、**腸内環境を整えるためにも、心理的ストレスを減らす生活を送るのが理想的です。**

この3つのポイントを踏まえて、腸を鍛えて、がんに負けない身体を作りましょう。

Q28 水分補給とがんの進行に関係はあるのか？

人の体重のおよそ50〜60％は水分です。

ですから、水は、とても重要な栄養素の1つ。「水はたくさん飲んだ方が健康にいい」といわれることがありますが、どのくらいの水分をとるべきかについては明確な基準はありません。

また、水の摂取量と、がんによる死亡リスクとの関係については、ほとんど研究がありませんでした。

がんによる死亡リスクを減らすために、どのくらいの水を摂取するとよいのでしょうか？

水の摂取量と、がんによる死亡リスクとの関係を調査した、新しい研究結果を紹介しましょう。

アメリカの成人3万5463人を対象として、水分の摂取とがん等の病気による死亡リスクとの関係を調査した大規模な研究です。

水分の摂取量を、4つのタイプに分類して調査しました。①ただの水、②飲み物からの水分、③食べ物からの水分、そして、④トータルの水分摂取量です。

このうち、ただの水とは、水道水とかミネラルウォーターなどを指し、飲み物からの水分とは、牛乳、フルーツジュース、コーヒー、お茶、清涼飲料水、アルコール飲料など、すべての飲み物の水分量をいいます。

はじめに、すべての死因による死亡リスクとの関係ですが、**いずれのタイプの水分も、少ないグループに比べて、多いグループのほうが、死亡リスクが低下**していました。トータルの水分、ただの水、飲み物からの水分、そして、食べ物からの水分のいずれも、多く摂取する人のほうが長生きしていたということです。

次に、この4つのタイプの水分摂取量について、がんによる死亡リスクとの関係を調べました。4タイプのうち、ただの水（水道水とかミネラルウォーターなど）、および、トータルの水分摂取量については、統計学的に有意な相関はありませんでした。

飲み物からの水分は、もっとも低いグループに比べて、1日1〜1・5ℓ摂取してい

水分摂取量（飲み物からの水分）とがんによる死亡リスクとの関連

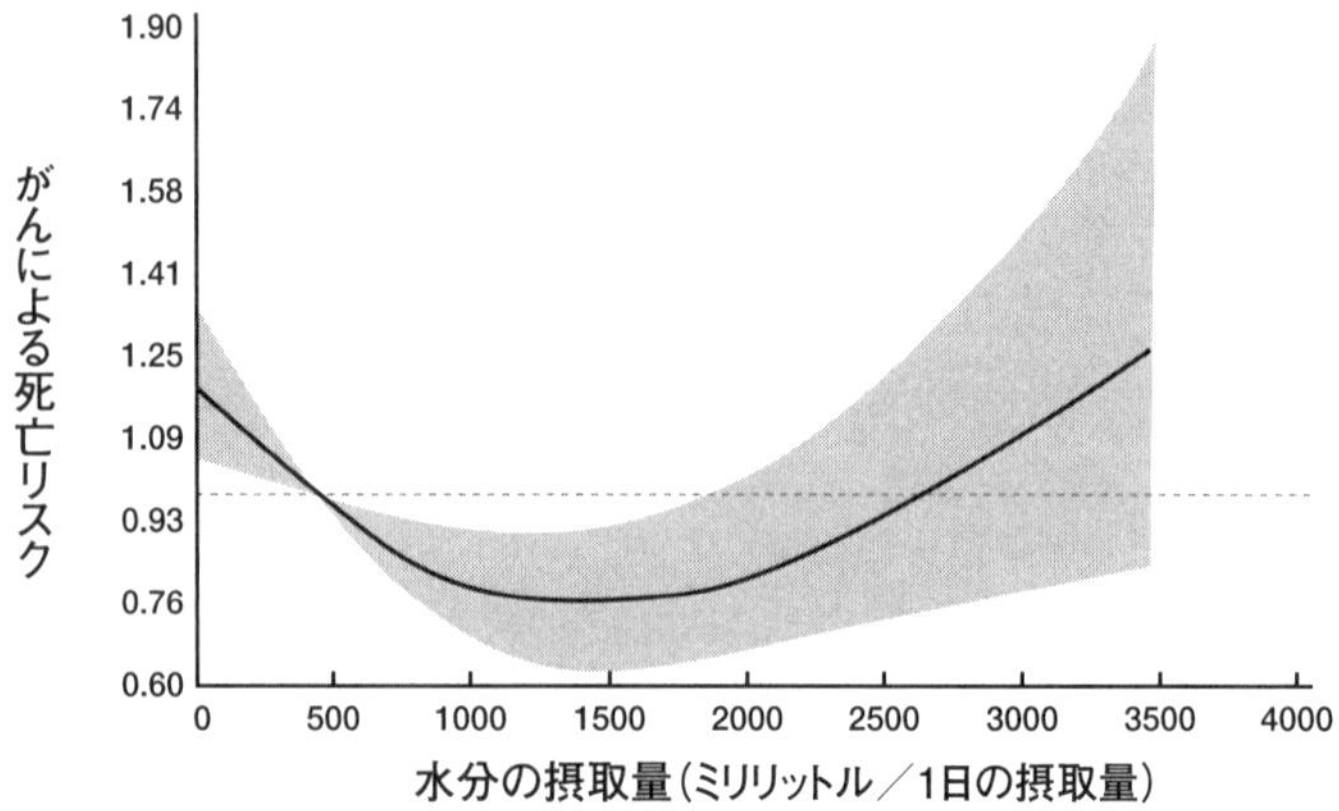

※「Association Between Water Intake and Mortality Risk—Evidence From a National Prospective Study」より

るグループで有意にがんの死亡リスクが減っていました。

ところが、摂取量がさらに増えると、逆にがんの死亡リスクが上がっていました。**少なくても、多くても、がんによる死亡リスクが高くなる**ということで、U字型のグラフになっていました。

この飲み物からの水分に関しては、どんな飲み物を飲んでいるかで大きく違ってきますので、解釈がむずかしいのですが、ともあれ、飲む水の量は、**ほどほどがよいという結果**でした。

また、食べ物からの水分については、**もっとも少ないグループに比べて、1・5ℓ以**

上のグループで、有意にがんのリスクが低下していました。

これらのデータから、**食べ物からの水分はしっかり摂ったほうがいい**という方向性が示されました。

結論としては、飲み物、もしくは、食べ物からは、多めに水分を摂取するように心がけたほうがいいということになります。飲み物は、**コーヒーや緑茶**など、がんのリスクを下げるという報告のあるものがとくにお勧めできるでしょう。

水分が多い食べ物としては、トマトなどの野菜や果物がありますので、必然的にこういった食べ物を多くとっている人ががんになりにくいのかもしれません。

また、ご飯やおかゆ、スープ、シチューなどにも、水分が多くふくまれています。

なお、飲み物の中で、**砂糖入り清涼飲料水やフルーツジュース**については、逆に、がんのリスクを上げるというデータもありますので（Q24参照）、できるだけ控えてください。

Q29 糖質制限でがんに変化はあるのか？

いわゆる、**糖質制限（ダイエット）**は、肥満や糖尿病の治療を目的として糖質（炭水化物）の摂取を減らす食事療法の1つです。「低炭水化物ダイエット」や「ローカーボダイエット」などともいわれます。

例えば、主食のお米だけを減らすような軽めの糖質制限なら、試された経験のあるかたもかなりいらっしゃるでしょう。私自身もトライしたことがあり、短期的には体重を減らすことに成功しました。

ただ、長く続けるのは難しいと感じたのも事実でした。

医学的に見ても、糖質制限は、肥満や、メタボリックシンドローム、脂質異常症、糖尿病の予防や治療などに有効であるというデータが報告されています。

では、がんについては、どうなのでしょうか。糖質制限は、がんの予防や治療に役立つものでしょうか。

アメリカ人を対象にした大規模な前向き研究の結果では、**炭水化物の摂取量が最も少なかったグループでは、すい臓がんの発症リスクが低下**していたというデータも出ています。

日本人についての研究を見てみましょう。日本人を対象として、炭水化物の摂取量とがんの発症リスクとの関係を調べた研究があります。

対象となったのは、45~74歳までの日本人約9万人。詳しい食事のアンケート調査を行い、炭水化物の摂取量と、その後17年間の観察期間中のがんの発症リスクを追跡調査しました。

すると、全エネルギー（摂取カロリー）のうち、**炭水化物が占める割合が少ないグループでは、がん全体のリスクが8%増加**していました。

とくに、炭水化物のかわりに動物性の食品を多く摂っていたグループでは、**がん全体が8%増加しており、種類別には、大腸がんが11%、肺がんが16%増加**していました。

炭水化物の少ない食事を長期にわたって続けていると、がんのリスクが増える可能性が示されたことになります。

とくに炭水化物のかわりに動物性の食品を多くとると、大腸がんや肺がんのリスクを高めることにつながってしまうのでしょう。

では、炭水化物をどれくらい食べるのがいちばん長生きできるのでしょうか。

2018年に、炭水化物と死亡率との関係について、過去の研究を総合的に解析した研究が報告されました。

これによると、**総エネルギーに占める炭水化物の割合が、70％より多いグループと、40％より少ないグループでは、どちらも死亡リスクが高く**なっていました。

つまり、炭水化物は少なすぎても、多すぎてもいけないのです。摂取量が少なすぎても多すぎても、総死亡リスクがアップするため、グラフにすると、結果は、U字型のラインになります。そして、**最もリスクが低いのが、炭水化物の割合が50～55％**のところです。

日本人ではどうなのでしょうか。

2020年に発表された、低炭水化物食と総死亡リスクとの関係を調べた研究を見てみると、先ほどの研究と同じように、総エネルギーに占める炭水化物の割合が高くて

総エネルギーに占める炭水化物の割合と死亡リスクの関連性

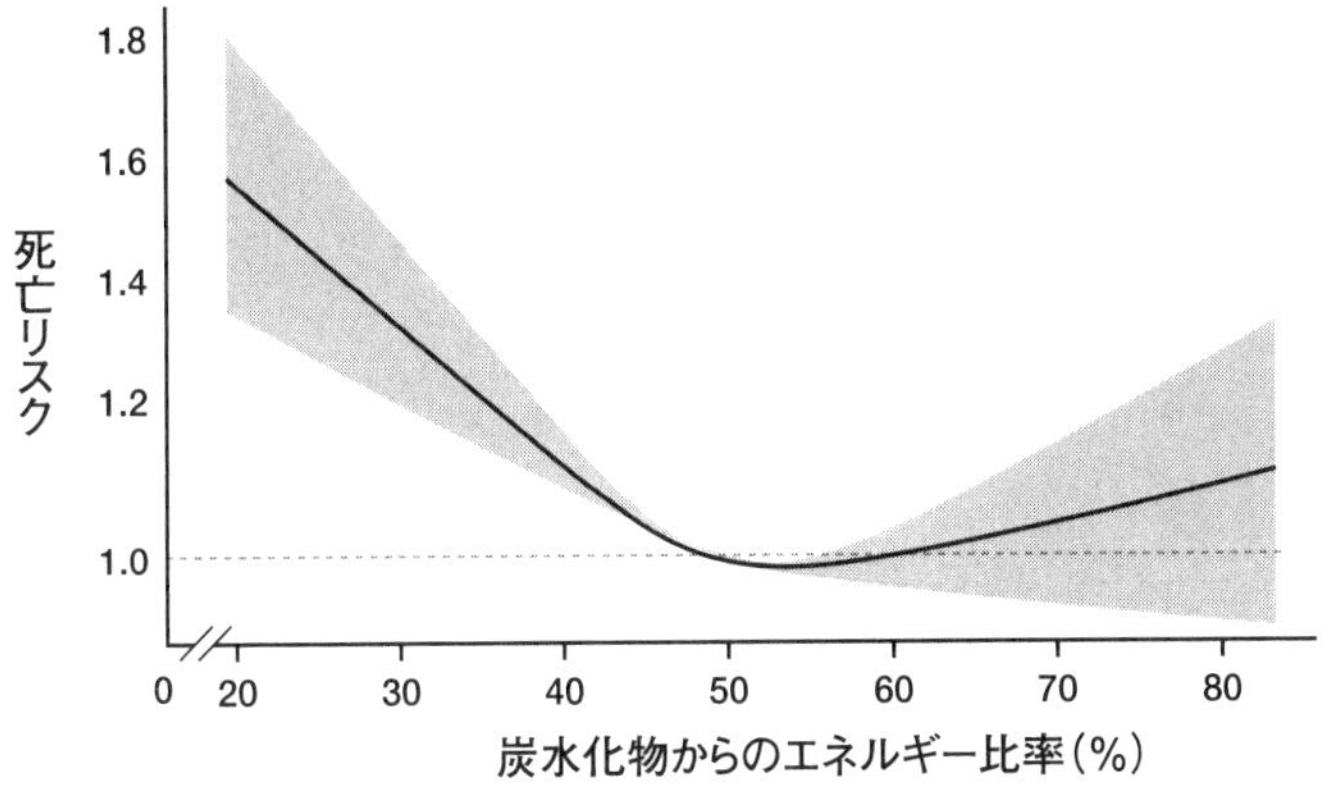

※「Dietary carbohydrate intake and mortality: a prospective cohort study and meta-analysis」より

も、低くても、死亡リスクが高くなっていました。

つまり、**炭水化物をほどほどに食べている人が長生き**していることになります。

ちなみに、炭水化物には、糖質と食物繊維が含まれます。

このうち、砂糖などの糖質は制限したほうがいいということはもちろんですが、逆に、食物繊維はしっかりととる必要があります。

また、炭水化物を減らすと、その分ほかの食材を食べる量が増えますが、先にもふれた通り、動物性の食品を取りすぎてしまうと、それが、がんや心血管の病気をふやすことにつながるおそれがあります。

糖質制限は、短期的には体重を減らすのに役立つことがありますが、長期にわたって、炭水化物を制限した食事を続けていると、むしろマイナス面の方が多いかもしれないということです。

糖質制限もほどほどに行うのがよいという結論になるでしょう。

4章

抗がん剤、サプリメントと薬に関する必須情報

Q30 そもそも抗がん剤とはどういったものなのか？また、いつまで続けるものなのか？

抗がん剤治療とは、**がん細胞の増殖・転移・再発などを抑えるために行う化学療法**です。手術や放射線治療だけでは、がんを除去することがじゅうぶんにできない場合や、そもそも手術による治療ができない場合に用いられます。

よく患者さんからは、「この抗がん剤治療はいつまで続くのですか」と聞かれます。手術だったら、基本的には1回、あるいは、多くても2～3回ですし、放射線も回数が決まっています。

ところが、抗がん剤は、短期間で行うこともありますし、様子をみながら期間を調節することもあります。あるいは、続けられる限りずっと続けるというケースもあります。いろいろなパターンがあるのです。

以前に比べれば副作用が少なくなったとはいえ、つらい治療でもある抗がん剤治療がいつまで続くのか、いつ終わるのか、それとも終わらないのか、患者さんとしては気になるところです。主治医に聞けば答えてもらえるでしょうが、なかなか聞きづらいという方もいらっしゃるかもしれません。

抗がん剤治療のパターンには、2つあって、**1つは、期間限定のタイプと、もう1つは、可能な限り継続するという抗がん剤治療のパターン**です。

●期間限定の抗がん剤治療のパターン

その代表が、「術前補助化学療法」、つまり、**手術の前に行う抗がん剤**です。

期間は、**数週間から数カ月間。**抗がん剤治療を行い、前もってがんを小さくしておけば、手術での切除がよりやりやすくなります。

比較的進行した**食道がん、乳がん、すい臓がん、**そして、**直腸がん**などに対して行われます。さらに、放射線を組み合わせることもあります。

もう1つが、「術後補助化学療法」です。

これは、**手術の後で、残っている可能性があるがん細胞を、できるだけ抗がん剤でたたいて再発を防ぐ**という目的で行われます。

通常は、**3カ月から半年間と期間限定**ですが、ときに、**再発のリスクの高い人では、**

もっと長く行うこともあります。

術後にどのくらい長く抗がん剤治療を続けるべきか？　ということを調べた臨床試験はほとんどなく、つまり、どれくらい続けるべきか、はっきりしたエビデンスはありません。このため、抗がん剤治療を行う主治医の経験や考え方、そして、患者さんの希望などを参考にして、決めることになります。

●抗がん剤をずっと続けるパターン

これは、まず、**再発・転移がんに対しての抗がん剤治療**です。

この場合、根治や寛解（がんが完全に消失すること）できる可能性は低くなっていますので、**がんの進行を抑える目的**で抗がん剤治療を行います。いわゆる、**「延命目的」**といわれるものです。抗がん剤の効果が発揮されて、がんが縮小したり、進行が抑えられている場合、**可能な限り治療を継続する**ということになります。なかには、再発したがんでも、抗がん剤治療で進行せずに、数年間うまくいっているケースもあります。

患者さんとしては、やっぱり先が見えないので、いつまで続くのか？　と不安になることも多いでしょう。また、現状維持の状態が続くと、「本当に抗がん剤が効いているのか？」「副作用で体がボロボロになるのではないか」といった疑問をお持ちになるかたも出てくるでしょう。

しかし、副作用を上手にコントロールして、うまく抗がん剤治療と付き合うことができるなら、いい状態を継続させることができます。こうしたケースは、**たとえ現状維持でも、治療が成功していると考えてよい**と思います。

もう1つが、**「緩和的化学療法」**とよばれるものです。

これは、おもに終末期のがん患者さんに対して、**生活の質を高める目的**で行います。抗がん剤治療によって、がんのつらい症状を軽くすることを目指します。通常よりも薬の量を減らして投与することもあります。

この緩和的化学療法も、**可能な限り継続する方針**で行います。

いずれにしても、抗がん剤の目的や期間について、主治医とよく話し合っておくことをお勧めします。

後悔のない治療を受けるために、主治医と密にコミュニケーションをとることが肝腎なのです。

Q31 抗がん剤のリスクはどれくらいあるのか？

がんの患者さんが治療を選択する際に気になるのが、治療の副作用や後遺症です。

とくに、抗がん剤による重い副作用や死亡のリスクについて、主治医は、治療のメリットとデメリットとともに、「統計上の確率は低いのですが、（リスクは）ゼロではありません」と説明することが多いのですが、「もし自分がそうなったとき」のことを考えると、怖くなるかたもいらっしゃるでしょう。

また、**「抗がん剤は毒」、「抗がん剤に殺される」**といった過激なタイトルの本や記事などの影響もあり、抗がん剤治療を受けるべきか、悩む人が多いのです。「抗がん剤による死」というキーワードに気をとられて、冷静な判断ができなくなるかたもいらっしゃいます。

では、実際に、抗がん剤による死亡事例はどのくらいの割合で発生するのでしょうか？

イギリスの国家的規模の医療データベースをもとにした観察研究では、２０１４年に抗がん剤治療を受けたすべての乳がん患者さん（2万3228名）と、非小細胞肺がんの患者さん（9634名）を対象として、直近の投与から30日以内の死亡率を（抗がん剤による死亡事例として）調査しました。

すると、**乳がんで2%、肺がんでは8%の患者さんが30日以内に死亡**していました。死亡率に影響を与える因子について見ると、治癒目的の抗がん剤治療では、年齢とともに死亡率が上昇しており、また、全身状態が悪い患者さんで死亡率が高くなっていました。

以上の結果から、**抗がん剤による死亡率は、がんの種類や、抗がん剤の種類や量によって異なるものの、数%ある**こと、また、**高齢の患者さんや全身状態の悪い患者さんでは、死亡リスクが高くなる**ことがわかりました。

この研究は海外でのデータですが、抗がん剤治療による死亡事例は、**1%未満のものから、多いもので10%程度**の報告までありました。

この数%のリスクをどうとらえるか。受け取る人によっても違いますし、得られるメリットとのバランスを考える必要があります。

がんの種類や抗がん剤の種類・量、治癒目的か緩和目的か、患者さんの年齢やステージ、全身状態などによって、死亡リスクは大きく変わってきますので、平均的なリスクがあてにならないこともあります。

ですから、患者さんひとりひとりにおけるリスクとベネフィットを主治医とよく相談してから、治療を受けるかどうかを判断することをお勧めします。

なお、抗がん剤については、いろいろと誤解されている点がありますので、誤解されやすいポイントを5つ挙げておきましょう。

【誤解1】抗がん剤治療でがんは治らない

よく、抗がん剤治療は、延命のためだけで、がんが完全に治ることはないといわれますが、これは誤解です。

一般的に、**白血病や悪性リンパ腫といった血液のがんでは、抗がん剤がよく効いて完全に治る**ケースがあります。

その一方、固形がん（血液以外の部位、臓器に発生するがん）には抗がん剤が効きにくいとされていますが、固形がんでも抗がん剤がよく効き、腫瘍が消失してしまう事例もあります。

【誤解2】腫瘍が小さくならないと意味がない

抗がん剤を用いるなら、がんが小さくならないと意味がないという人がいます。

しかし、抗がん剤の目的は、腫瘍を小さくすることだけではありません。**小さくならなくとも、大きくならずにいれば、一応の効果が得られた**ことになります。

抗がん剤により、がんの進行をストップすることができれば、命に関わる状況に陥ることを回避することが可能となるケースもあるからです。

また、抗がん剤によって、**がんに伴う痛みなどを緩和**できることもあります。例えば、すい臓がんに対しての抗がん剤治療では、がんによる痛みが軽減して、生活の質が改善したという報告がいくつもあります。

【誤解3】抗がん剤治療は、いったん始めたらやめられない

抗がん剤治療にはスケジュールがあり、**投薬開始から薬を休止するまでの一連の治療を1コース（あるいは、1クール）**と呼びます。医師は、こうしたスケジュールを説明して、「まずは、3コース、がんばってみましょう」といったように話します。

多くの患者さんは、こうした説明を聞くと、途中でやめることができないと思いがちですが、これも誤解です。

もしも副作用がひどくて、対策をしても軽くならない場合、あるいは、いろいろな事情によって、抗がん剤をやめたいと思ったなら、たとえ1日やっただけでも、いつでも抗がん剤治療をやめることは可能です。

治療の決定権は患者さん自身にあるのです。

やめたい場合、**率直に「抗がん剤治療を中断したい」、「ほかの治療法を考えたい」と自分の意思を主治医に伝え、相談**してください。

【誤解4】抗がん剤治療を受けたら、必ず副作用が出る

すべての抗がん剤に、吐き気や脱毛などの副作用があると考えている患者さんが多いのですが、これも誤解です。

個人差が大きく、また、抗がん剤の種類にもよりますが、**ほとんど副作用がない（あるいは、自覚症状として感じない）抗がん剤もあります。**

吐き気の副作用のある抗がん剤を用いるときには、あらかじめ吐き気止めを飲んでお

くことが一般的なので、あまり吐き気を感じずにすみます。

私の外来では、すい臓がんの手術後に、補助療法として内服薬の抗がん剤を飲んでいただくのですが、飲んでもまったく副作用がありませんとおっしゃる患者さんもいらっしゃいます。


【誤解5】抗がん剤治療中は安静にしておいたほうがいい

じっとしているばかりで、体を動かさないと、**体力が落ちるとともに、筋肉の量が減って、筋肉やせ（サルコペニア）の原因となります。そうなると、治療が続けられなくなったり、予後の悪化を招きます。**

また、**運動には、抗がん剤の副作用を軽減する効果**があります。実際に、乳がんの患者さんを対象とした研究で、抗がん剤治療中の運動が、痛みや疲労感などの副作用を軽減し、生活の質を高めたと報告されています。

私は、抗がん剤治療中も、軽い運動（ウォーキング）をお勧めしています。

抗がん剤にまつわる不正確な情報に惑わされずに、抗がん剤を正しく理解し、うまく治療に活用していきましょう。

Q32 抗がん剤で食欲のないがん患者に勧められるメニューは？

がん患者さんの食事の問題を考えるとき、懸案となるのが食欲低下の問題です。がん患者さんは、薬のいろいろな副作用やがん自体の症状によって、食事がしっかりとれないことが多いのです。

とくに抗がん剤治療中は、食欲が低下したり、味覚障害という副作用が出たり、食べ物を見るのもイヤという状態になることがあります。このような場合、おかゆやお茶漬け、うどんといった麺類だけなら食べられるという人も多いのですが、これでは、どうしてもたんぱく質が不足してしまいます。

Q15〜Q16でも触れた通り、食事からのたんぱく質の摂取量が減ることは、治療がうまくいかなくなったり、生存率が低下することにもつながります。ですから、たんぱく質不足に陥らないために、ぜひ意識的にとっていただきたいのです。

そこで、食欲が低下しがちな抗がん剤治療中のかたでも、比較的食べやすく、しかも効率よくたんぱく質がとれる食品を5点紹介しましょう。

●**ヨーグルト**：手っ取り早くたんぱく質のとれる食品です。乳酸菌やビフィズス菌なども摂取でき、腸内環境を整えられる点も優れています。**プレーンヨーグルトにオリゴ糖**をかけて、シンプルに食べるのがお勧め。

●**茶碗蒸し**：卵はアミノ酸スコア100[*]の優れたたんぱく源。茶碗蒸しは食欲のないときも食べやすいレシピの1つです。**具に肉のそぼろや、小さく切った鶏肉、白身魚を入れれば、たんぱく質の摂取量をアップ**させられます。

●**冷ややっこ・湯豆腐**：豆腐はたんぱく質が豊富で、しかも、あっさりしているので、とても食べやすいのです。**夏は冷ややっこ、冬は湯豆腐と使い分け**ましょう。

●**牛乳ゼリー・豆乳ゼリー**：食欲のないときもゼリーやシャーベットなら食べられる人が多いことがわかっています。**作り置きして、冷蔵庫に冷やしておくと便利**です。

●**鶏のつみれ汁**：食欲が落ち、肉に手が伸びない。そんなときも意外に食べやすいのがつみれ汁。**鶏肉のかわりに、イワシなどの魚のつみれ汁**もよいでしょう。

これらをうまく使い分け、たんぱく質の摂取にぜひ役立ててください。

Q33 抗がん剤治療をしても、がんが再発してしまうのはなぜか？

例えば、大腸がんに抗がん剤治療を行って、がんがいったん消失した場合でも、その後、再発してしまうケースがあります。

固形がんの場合、抗がん剤でがんを根治させるというのは、なかなか難しいのです。

最近の研究により、消えたがんが再発するメカニズムの1つとして注目されるようになったのが、**「がん幹細胞」の存在**です。

がん幹細胞とは、がんの再発や転移の原因となる、がんの親玉の細胞です。**がん幹細胞は、抗がん剤の治療中は休眠し、じっと耐えています。このため、抗がん剤でやられることがないのです。**

抗がん剤治療が終わると、ゆっくりと活動を始め、それががんの再発へとつながっていくことがわかってきました。

九州大学生体防御医学研究所の中山敬一《なかやまけいいち》主幹教授のグループは、大腸がん再発の原因となるがん幹細胞を突き止めました。

がん幹細胞にもいろいろな細胞があり、そのなかでも、**p57**というタンパク質を発現している細胞が抗がん剤治療中に休眠し、生き残っていくことがわかりました。

そこで、この**p57発現細胞を除去したマウスに、抗がん剤治療を行ったところ、がんの再発を抑えることができたといいます。**

このように動物実験ではすばらしい成果が得られましたが、もちろん、ヒトへの応用はこれから。

治療を目的として、p57を阻害する薬を作ったり、それをヒトでの臨床試験で試していくというステップが必要になります。

実際のがん治療に活用されるまでには、まだまだ時間がかかることになりますが、いずれにしても、この研究によって、従来の抗がん剤治療だけでは不可能だった、がんの根治につながる新たな道が見つかったことは間違いありません。

新しい治療法の開発が期待されます。

Q34 がんに有効な一般薬はあるのか？

がんに有効な一般薬として、2つの薬を紹介しましょう。

●アスピリン

1つが、アスピリンです。古くからある、とても有名な解熱鎮痛剤です。解熱・鎮痛作用以外にも、少量で血液が凝固して血栓ができるのを防ぐ作用があり、心筋梗塞、脳梗塞などの予防や再発防止にも使用。このように解熱鎮痛剤や血液サラサラの薬として有名なアスピリンですが、最近ではがんを予防するだけではなく、がんによる死亡リスクを低下させる効果もあることがわかり、話題となっています。

2011年、世界で最もよく知られ、権威のある医学雑誌『ランセット』に報告された研究では、8つのランダム化比較試験（2万5570人）をまとめた解析によって、**75mg以上のアスピリンを毎日服用すると、がんによる死亡リスクが20%も低下**していることがわかりました。とくに、**5年以上服用している人では、胃がんや大腸がんを**

含む消化器がんによる死亡のリスクが50%以上も低下していたとのこと。

つまり、アスピリンを長期に内服することで、消化器がんによる死亡リスクが半減するという驚くべき結果が出ているのです。

また、がんの診断後に、アスピリンを服用することによって、生存率が改善するという研究結果も出ています。アメリカの大腸がんの患者さん６１７人を対象とした研究では、免疫のブレーキに関与する遺伝子発現が弱いがんのグループにおいて、**診断後、アスピリンを服用すると、死亡リスクが84%も低下**していたと報告されています。

２０２１年に発表された台湾のがんのデータベースに基づく研究によれば、胆道がんの患者さん１万６０５７人のうち、２５１９人（１５・７％）が、がんの診断後にアスピリンを服用していました。アスピリンを服用していた患者さんと、服用していなかった患者さんについて、生存率を比較したところ、**アスピリンを服用していた患者さんでは、胆道がんによる死亡のリスクが45%も低下**していました。

現在、がん患者さんの治療にアスピリンを併用するランダム化比較試験が進行中で、その結果に期待が集まっています。

アスピリンは基本的には、血栓予防の薬として広く処方されており、安全な薬として知られています。また、低用量のアスピリンは、iHerbといった海外のサプリメント通販サイトからも入手できます。ただし、**喘息がある患者さんや、アスピリンにアレルギーがある人、胃や十二指腸潰瘍の既往がある患者さんは注意が必要です。また、アスピリン内服中は血液が固まりにくくなるため、手術など出血を伴う処置を予定している人では、事前に服薬を中止する**必要があります。

●スタチン

もう1つの、がんに有効な一般薬が、スタチンです。血液中の脂質の値が基準値から外れた状態を、脂質異常症といいます。この病気の代表的な治療薬がスタチンです。スタチンには複数の薬がありますが、それらの薬ががんの生存率の上昇と関係しているという研究結果が多数出されています。つまり、がん患者さんのなかで、（たまたま脂質異常症があり）スタチンをがんの診断前から、あるいは、診断後から飲んでいる人は、スタチンを飲んでいない人に比べて、長生きしているのです。

2017年に報告された、がん患者さん全体（さまざまな種類のがんの患者さん）

でのメタ解析によると、**スタチンを飲んでいるがん患者さんは、飲んでいないがん患者さんに比べ、すべての死因による死亡リスクが30%低下**しており、**がんによる死亡リスクは40%も低下**していました。同時に、**死亡率だけでなく、がんが再発または進行するリスクも低下**していたとのこと。

しかも、がんの診断前にスタチンを飲んでいた患者さんよりも、がんの診断後にスタチンを飲んでいた患者さんのほうが、より生存率が高かったということです。

スタチンを飲むことで生存率が改善する可能性が示されているがんの種類には、**乳がん（*トリプルネガティブ乳がん）、胃がん、大腸がん、すい臓がん、肝臓がん、子宮頸がん、前立腺がん**などがあります。これらのがんでは、**スタチンを飲むことで死亡リスクが、最大で50%も低下**していました。

近年、スタチンを抗がん剤などの標準治療と併用し、その効果を調べる臨床試験が世界中で進行中です。このようにスタチンはがんの患者さんにとって予後を改善する可能性があるため、とくに脂質異常症をお持ちのがん患者さんの場合、スタチンを飲むと、大きなメリットがあると考えられます。

*トリプルネガティブ乳がん：転移しやすく、予後の悪いタイプの乳がん。

Q35 がんのリスクを高めてしまう一般薬はあるのか？

高血圧や糖尿病、脂質異常症、あるいは、逆流性食道炎のような、がん以外の慢性疾患があり、その治療のために薬を長期間飲んでいるかたは、たくさんいらっしゃると思います。

むろん、それは治療のためであるわけですが、服用が長期にわたると、ほかの病気に対して影響が出てくるケースがあります。

薬によっては、がんのリスクを低下させるものと、逆に、がんのリスクを引き上げてしまうものもあるのです。

前項Q34では、がんのリスクを低下させる薬として、アスピリン、スタチンを紹介しました。

ここでは、服用していると、がんの発症リスクが上昇する可能性が指摘されている、3種類の薬について解説します。

●降圧薬（ACE阻害薬）

高血圧の治療をしているかたで、**アンジオテンシン変換酵素阻害薬（ACE阻害薬）**を服用している人は多いと思います。有名なもの（商品名）では、カプトリル、レニベース、ロンゲス、タナトリル、エースコールなどがあります。

2018年、**このACE阻害薬によって、肺がんのリスクが高まる**ことがイギリスの医学雑誌に報告されました。

高血圧で治療中の患者さん99万人以上を対象として、平均6・4年間にわたって追跡した研究によれば、高血圧の治療薬で治療していた人のうち、ACE阻害薬を内服していた人は、ほかの薬で治療を受けていた人に比べて、**肺がんの発症リスクが14％高く**なっていました。しかも、服用期間が長ければ長いほど、リスクが高まるとのことで、**5年以上服用すると、肺がんのリスクが22％、10年以上になると31％にまで上昇**していたとのことです。

高血圧の薬ががんのリスクを高めるという研究結果は、日本からも報告されています。

2021年に発表された、日本人が対象の大規模研究です。

高血圧になり、いろいろな種類の降圧薬を飲んでいた人を追跡調査した結果、**長期内服によって、全てのがん、大腸がん、そして、腎臓がんの発症リスクが上昇**していました。とくに**腎臓がんについては、5年以上の服用によって、罹患するリスクが2～4倍ちかくまで上昇**していました。

ただ、この研究では、降圧薬の種類まではわからないため、どのタイプの薬ががんのリスクを高めていたかについては不明となっています。

●糖尿病の治療薬（ピオグリタゾン）

糖尿病の治療薬で、ピオグリタゾンという血糖を下げる薬があります。商品名は、アクトス、あるいは、メタクト配合錠、ソニアス配合錠などです。

この薬は、膀胱がんのリスクを高めるという報告があります。カナダの糖尿病の治療を受けている患者さん14万5806人を対象として、膀胱がんとの関係を調査した研究です。

ピオグリタゾンで治療していた人では、ほかの糖尿病の薬で治療を受けていた人に比べて、**膀胱がんの発症リスクが63%も高く**なっていました。さらに、薬の量が多いほど、さらに、**治療期間が長くなるにつれて、リスクが上昇**していました。

ですので、長期にわたってこの薬を飲んでいる糖尿病の患者さんは、注意が必要になります。

●プロトンポンプ阻害剤（ＰＰＩ）

胃腸の薬として、よく使われるもののなかに、プロトンポンプ阻害剤という薬剤があります。

これは、胃酸分泌を抑えて、胃潰瘍などを治療したり、逆流性食道炎に伴う痛みや胸やけなどを和らげたりする薬です。

ピロリ菌の除菌治療でも、抗生剤と同時に投与されます。具体的な商品名では、オメプラール、オメプラゾン、タケプロン、パリエット、ネキシウム、タケキャブ、といった薬になります。

この薬はとてもよく効く、いい薬で、胃酸の分泌を強力に抑えて、胸やけなどを改善するので、よく処方されています。

通常は、２～４週間程度の期間限定使用が原則で、長期にわたって処方されることは少ないのですが、なかには、やめると症状が悪化する場合や、潰瘍や食道炎の維持療法として、長期にわたって使用されているケースがあります。

この長期にわたるプロトンポンプ阻害剤の使用が、すい臓がんをはじめ、色々な部位のがんのリスクを高めるという報告がでてきました。

スウェーデンにおける、国民ベースの大規模な集団研究では、プロトンポンプ阻害剤を長期にわたり内服している成人、およそ80万人を対象として、すい臓がんの発症リスクを、薬を飲んでいない人と比較しました。

ちなみに、この研究では、180日（およそ6カ月）以上のプロトンポンプ阻害剤の内服を、長期の使用と規定しています。その結果、プロトンポンプ阻害剤を長期に内服している人では、すい臓がんの発症リスクが、**一般の発症リスクと比べて、2・2倍に上昇**していました。

とくに、40歳以下の人でプロトンポンプ阻害剤を長期に内服している人は、すい臓がんの**リスクが8・9倍にまで上がって**いました。

これ以外にも、長期のプロトンポンプ阻害剤の使用によって、**胃がん、大腸がん、胆**

道がん（胆管がんや胆のうがん）の発症リスクが上昇するという研究結果が報告されています。

なぜ、長期のプロトンポンプ阻害剤の使用が、がんを引き起こすかというメカニズムは、まだ、はっきりわかっていません。

1つの可能性としては、腸内細菌に与える影響が検討されています。

プロトンポンプ阻害剤が胃酸をブロックすることで、口から入った細菌が胃酸で死なずに、十二指腸や小腸、そして、大腸まで到達してしまう結果、腸内環境が「がんになりやすい状態」に変わっている可能性があるのです。

もちろん、これらの薬を飲んでいるから、絶対にがんになるというわけではありません。**自己判断で中止するのも危険**です。

もし気になる場合には、ほかの薬に変更が可能かどうかについて、必ず主治医と相談してください。

Q36 がんの治療中にサプリメントを飲んでもよいのか？

そもそも、がん患者さんにサプリメントは必要なものでしょうか。

まずは、主治医に聞いてみるといいでしょう。

すると、おそらく、ほとんどの医師は「サプリメントは必要ないですよ」と否定すると思います。

それでも、アメリカなどでは、がん患者さんの多くが自己判断でサプリメントを摂取しているというデータがあります。

サプリメントが、エビデンス（科学的根拠）のあるなしにかかわらず、心の支えや安心につながっているからでしょう。

私は、がん患者さんにサプリメントを積極的には推奨しませんが、同時に、否定もしません。

というのも、サプリメントにも、いくつかのメリットがあると考えているからです。

がん患者さんがサプリメントに期待できることとして、次の4つがあげられます。

①必要な栄養素を補い、体力の低下や栄養状態の悪化を防ぐ（たんぱく質不足の患者さんにプロテインを補充など）
②免疫システムの維持、あるいは、その向上
③生活の質を高める（抗がん剤などがん治療の副作用対策）
④がん治療の効果を高める（あくまでサポートとして）

とはいえ、過度の期待は禁物。なぜなら、ある特定のサプリメントだけで、がんが治るというエビデンスはないからです。

くどいようですが、「がんに効く」とはいっていません。

そうしたうえで、いろいろな研究結果などをもとに、がん患者さんにお勧めできるサプリメントは、こちらの5つになります。

●ビタミンD

実際の**臨床試験で、がん患者さんの術後の生存期間の延長が確認された数少ないサプリメント**の1つです。

例えば、日本の東京慈恵会医科大学《じけいかいいか》では、肺がん患者さんの術後に、ビタミンDのサプリメント、または、プラセボを1年間内服してもらうランダム化比較試験を行いました。

その結果、**ビタミンD群のほうがプラセボ群よりも生存期間が有意に延長**していました。

ちなみに、日本人の食事摂取基準（2020年版）では、1日のビタミンD摂取の目安量は、18歳以上の男女でともに8・5㎍（マイクログラム）となっています。

ビタミンDは、きのこ類、魚介類、卵などに多く含まれますが、令和元年の国民健康・栄養調査によると、日本人のビタミンDの平均摂取量が1日6・9㎍。つまり、現状では目安量に達していないことになりますが、その不足分をサプリメントで補ったり、日光浴を行うことでカバーするとよいでしょう。ご存じのかたも多いかもしれませんが、日光浴は、ビタミンDをふやす有効な手段として知られています。

高齢者の場合、ビタミンD不足に陥りがちです。

高齢になると、日に当たる時間が総じて少なくなるため、日光浴によって生成されるビタミンD量が減少する影響が大きいためと考えられています。

がん予防のためにも、一般的な健康維持のためにも大事なビタミンDを補うのに、サプリを上手に活用することがすすめられます。ビタミンDのサプリメントは薬局やドラッグストアで入手できますし、ネットでも購入できます。

●EPA（エイコサペンタエン酸）

EPAは、DHAと同じように、オメガ3脂肪酸の1つです。

血液をさらさらにして心血管系の病気を防ぐなど、多くの効能がありますが、EPAは、がん患者さんにも必要な栄養素であることがわかってきました。

いくつかの研究において、**大腸がん診断後、EPAをふくむ海洋性オメガ3脂肪酸を多く摂取することで、がん再発率、がん死亡率および全死亡率が低下する**ことが報告されています。

また、**EPAのサプリメントによって、がん患者さんの炎症のマーカーが改善する**ことも確認されています。

市販されているサプリメントにおけるEPA（あるいはEPA&DHA）の含有量は、

薬剤によってまちまちですので、含有量の多い物を選ぶようにしましょう。

●**マルチビタミン＋ミネラル**

全身の代謝や栄養素のエネルギー変換機能を正常に保つためには、すべてのビタミンやミネラルをバランスよく摂取することが大切です。

ところが、とくに食事がしっかりと取れないがん患者さんでは、どうしてもビタミンやミネラル（カルシウム、マグネシウム、亜鉛など）が不足しがちになります。

ビタミンやミネラルの不足は、からだの代謝異常や栄養状態の悪化、味覚の障害などにつながりますので、サプリメントで補うことが勧められます。

ただ、一部のビタミンの摂取によって、抗がん剤の治療効果が低下したり、がんの転移が促進されたという報告もあります。

抗がん剤治療を受けた乳がん患者さんを対象とした臨床試験において、**ビタミンB12のサプリメントを治療前＋治療中にとっていた人では、再発のリスクが80％増加し、死亡のリスクが2倍**になっていました。鉄のサプリメントにも同様のリスクがあるというデータも出されています。

また、一部のサプリメントには、抗がん剤治療中に服用すると、体に悪い影響を及ぼす可能性があるとされています。

しかし、その一方、サプリメントが、抗がん剤治療中の患者さんによい影響を及ぼすという報告もあります。

たとえば、マルチビタミンの摂取は、乳がんの抗がん剤治療中のしびれを軽くするという報告もなされています。

このように、さまざまなデータがありますから、抗がん剤治療を受ける患者さんは、飲んでいるサプリメントについて、主治医とよく相談しておく必要があるでしょう。

●メラトニン

とくに夜ぐっすり眠れないがん患者さんにお勧めのサプリメントです。

メラトニンは、脳の松果体《しょうかたい》から分泌されるホルモンで、体内時計を調節して自然な眠りを誘う作用があることで知られていますが、じつは、がんを抑制する作用が確認されています。

とくに**乳がんや前立腺がん等のホルモン依存性のがんに対して効果的で、メラトニン**

は発がんやがんの進行を食い止める重要な役割をはたせると考えられています。

前立腺がんの患者さんを対象としたある研究によると、メラトニンを内服していた患者さんは、服用していない患者さんに比べて生存期間が長かったという結果が出ています。

●クルクミン（ウコン）

クルクミンとは、ウコン（ターメリック）に含まれる黄色のポリフェノール化合物です。クルクミンは、がんとの関係で非常に多くの研究が報告されているサプリメントですが、（試験管や動物実験では）さまざまなメカニズムでがんを抑制することが示されています。

また、ヒトでの臨床試験では、まだランダム化比較試験など大規模なものはありませんが、**クルクミンのサプリメントによって、すい臓がんの肝臓への転移が縮小した例**が報告されています。

1つ問題があるとすれば、クルクミンは脂溶性物質なので、吸収率が非常に悪い点です。このため、サプリメントを選ぶ際には、できるだけクルクミンの含有量が多いもののをお勧めします。

なお、がん患者さんがサプリメントを摂取するうえでの注意点があります。サプリは、あくまで食事からの栄養素をおぎなうもの。なので、まずは食事をしっかり見直すことが最優先の課題です。

必要な栄養は、できる限り食事からとることを目指してほしいのです。

それに、「あれもこれも」とサプリを増やしていくとキリがなくなります。

とくに高価格の健康食品系のサプリメントには、エビデンスがはっきりしていないものが少なくありません。

高いお金を払って試しても、期待したほど効果が得られないどころか、かえって体によくないケースもありそうですから、そうした高額なサプリは、やはり、お勧めできません。

もしサプリを試してみて、自分に合わないと思ったら、すぐに服用を中止して主治医に相談しましょう。

Q37 サプリメントを服用する際のポイントは？

サプリメントで特定の栄養素を摂取することや、運動をすることが、がんのリスクを低下させることが多くの観察研究からわかってきていますが、サプリや運動のがん予防効果を証明するような、エビデンスの質が高い研究はほとんど実施されていませんでした。過去のランダム化比較試験の2次解析から、ビタミンDのサプリメントが進行がんの発症リスクを低下させるという研究があり、これが唯一、質の高い報告として知られているだけでした。

したがって、これまで、**がんを予防するサプリや運動の効果については、明確なエビデンスはなかった**のです。

ところが、2022年4月、海外で興味深い研究成果が報道されました。

ヨーロッパの5つの国で行われた、健康上問題のない70歳以上の高齢者を対象とした*二重盲検《にじゅうもうけん》ランダム化比較試験です。研究に参加した2157人に対して、3つの健康

*二重盲検試験:開発中の薬が本当に効くかどうかを調べるために、新薬と、その新薬とそっくりの薬を人が飲み、その効果に違いがあるかを確認する。そのさい、薬を出す医療者側にもわからないようにして行う検査のこと。

法（ビタミンDのサプリ、オメガ3脂肪酸のサプリ、および、自宅での筋トレ）を実践してもらいました。その3つについて、それぞれ単独の効果と、組み合わせた場合の効果を調べたのです。

ビタミンDのサプリメントは1日2000IU（国際単位）、オメガ3脂肪酸は1日1g、自宅での筋トレは、「立ち上がり運動（スクワット）」など、ごく簡単な運動の組み合わせです。

一方、プラセボ群では、ニセのサプリメントを服用し、筋トレのコントロール群には、ストレッチのみの運動をしてもらいました。

ちなみに、参加者にも試験担当者にも、どのグループかわからない二重盲検の試験ですので、サプリメントの中身がわからないように、同じカプセルにして飲んでもらったそうです。この3年の観察期間中に、81人ががんを発症しました。

その結果、まずビタミンD、オメガ3脂肪酸、筋トレのそれぞれ単独のグループにおけるがんの発症リスクについては、20〜30％低下する傾向にありましたが、統計学的に有意な差はなかったということです。

次に、3つの健康法のうち、いずれか**2つを組み合わせたケースでは、およそ50%近く、がんのリスクが低下**しており、さらに、**3つをすべて組み合わせると、61%もがんのリスクが低下**していたとのことです。

というわけで、このランダム化比較試験の結果から、**70歳以上の高齢者では、ビタミンDとオメガ3脂肪酸のサプリメントと筋トレの組み合わせが、がんのリスクを大きく低下させる**ことが示されたのです。

サプリや筋トレを単独で行うよりも、この3つを組み合わせることで、より高い予防効果が得られる可能性があるということになります。

この研究は、観察期間の中央値が約3年と比較的短いことや、全体の参加者の規模が小さく、がんになった人が81人と少ないことなど、いくつかの限界もありますので、結果については、慎重に評価すべきでしょう。

とはいえ、こういったランダム化比較試験はなかなか実施されないのが現状。その点を踏まえれば、とても貴重なデータということができます。

がんのリスクを低下させるため、サプリと運動をうまく組み合わせてみてください。

5章

がんサバイバーになるために必要なモノ、コト、ココロ

Q38 がんを攻撃するＮＫ細胞を活性化させる生活習慣は？

ＮＫ（ナチュラルキラー）細胞は、免疫の最前線で働く重要な細胞で、がん細胞やウイルスに感染した細胞を異物として認識し除去しています。ＮＫ細胞による免疫監視機構が弱くなると、がんが成長・転移したり、あるいは、治療後に再発しやすくなります。がんの患者さんの血液を調べると、健康な人に比べてＮＫ細胞の数が少なく、その活性も落ちています。

逆に、がんの組織にＮＫ細胞やＴ細胞といった免疫細胞が多く集まっていると、生存期間が長くなり、少ないと生存期間は短くなることがわかっています。

このようにがんとＮＫ細胞の間には密接な関連がありますが、どんな生活習慣を心がければ、ＮＫ細胞の活性を高めることができるでしょうか。

ＮＫ細胞の活性化に関連する因子の研究を集めて総合的に解析した論文に基づいて、まずはＮＫ細胞の活性を低下させる５つの因子を紹介しましょう。

【ＮＫ細胞の活性を低下される因子　その１：喫煙】

タバコを吸っている人はＮＫ細胞の活性が低いことがわかっています。喫煙量が増えるに従い、ＮＫ細胞の活性が落ちるため、ヘビースモーカーほどリスク大。

【ＮＫ細胞の活性を低下される因子　その２：飲酒】

飲酒によって、ＮＫ細胞の活性が下がったというデータと、変わらなかったというデータがあり、はっきりした答えは出ていません。しかし、**長期にわたって飲酒をする人や、アルコール性の肝障害（肝硬変）のある人では活性が低下**していました。「お酒はほどほどに」ということになります。

【ＮＫ細胞の活性を低下される因子　その３：ストレス】

精神的なストレスがＮＫ細胞の機能に影響することがわかっています。例えば、**がんに対する不安がＮＫ細胞の活性を低下させる**という報告があります。**仕事のストレスによっても、ＮＫ細胞の数が減少**します。

ＮＫ細胞の活性を保つためには、**できるだけストレスのない生活を送ることが理想的**なのです。

【NK細胞の活性を低下される因子　その4：肥満】

肥満の人では、NK細胞の数が減っていることが確認されています。機能も低下し、がん細胞を殺す能力が低いことも判明。**適正体重をキープすることが大事**です。

【NK細胞の活性を低下される因子　その5：加齢】

年齢とともに、NK細胞の活性は低下していきます。それが、高齢になると、がんが増える原因の1つです。

続いて、NK細胞の活性を高める生活習慣を5つリストアップしてみましょう。

【NK細胞の活性を高める因子　その1：適切な睡眠】

夜間に睡眠をとらないと、NK細胞の数と活性の両方が低下します。その**数と活性を確保するには、睡眠時間をしっかりとることが大切**です。

【NK細胞の活性を高める因子　その2：運動】

運動により免疫機能が高まることは多くの研究が証明しています。がん患者さんはNK細胞を活性化するため、運動に積極的に取り組む必要があります。

【NK細胞の活性を高める因子　その3：森林浴】

日本医科大学の李卿《りけい》先生の研究が有名です。健常な人に森林浴をしてもらったところ、**NK細胞の数と活性が有意に上昇し、その活性の高い状態が1カ月以上も長続き**したとされています。**血液中の抗がんたんぱく質も有意に増加**していました。森林から放出されるフィトンチッド、及び、森林浴によるリラックス効果が影響と考えられています。

【NK細胞の活性を高める因子　その4：音楽】

音楽は、ストレスホルモンを減らすことによって免疫によい影響を及ぼします。実際に、音楽療法によってNK細胞の活性が高まったことが報告されています。

【NK細胞の活性を高める因子　その5：笑い】

日本の研究報告によると、**笑いにより、NK細胞の活性が高まる**とされています。**楽しく過ごしストレスを減らすことが、NK細胞の活性につながる**のです。

みなさんも、よく眠り、身体を動かし、好きな音楽を聴いたり、思い切り笑ったり、ときには森林浴に出かけてみてはいかがでしょうか。

例えば、**「朝活」**というかたちで、自分の生活習慣の中に、NK細胞を活性化させる運動などの要素を取り入れるのも、とてもいい方法です。

朝活の例として、**ハル・エルロッドさんの『人生を変えるモーニングメソッド』**を紹介しましょう。

著者のエルロッドさんは、20歳で大事故に遭い、奇跡的に命を取り留めました。厳しいリハビリを乗り越え、人生の成功を彼にもたらしたのが、著書で紹介される**朝活（モーニングメソッド）**でした。

その彼が、2016年、悪性度の高い白血病になり、医師から10〜30％の生存率と宣告されました。

しかし、エルロッドさんは諦めず、きつい抗がん剤治療を乗り切り、現在も、がんサバイバーとして講演などで積極的に活動を続けています。がんを克服する際に大きな力となったのも、彼の朝活でした。

その朝活は、**瞑想、アファメーション、イメージング、読書、日記、運動**の6つの要素からなります。

がんに対する不安や恐怖をやわらげる方法としても、これらはとても役立ちます。前者3つを中心にポイントをお話ししてみましょう。

●瞑想

瞑想は、ストレス対処法の1つとして、がん患者さんに勧められるもの。なかでも試していただきたいのが、「**マインドフルネス瞑想**」です。

マインドフルネスとは、「今、この瞬間に注意を向けて、現実をあるがままに受け入れる心の状態」をいいます。

がん患者さんは、再発の恐怖や不安、精神的なストレスに悩まされています。マインドフルネスでは、そういった感情を否定したり、無理に消そうとするのではなく、ありのまま受け入れるところから始まります。そして、「今、ここに心を向けることによって、徐々に無の状態へと近づいていく」ことを目指します。

こうした瞑想をするのに、とくにすすめられるのが朝の静かな時間帯なのです。5分間、忙しい時には2、3分でいいので、目をつぶって瞑想の時間を作るようにするといいでしょう。

マインドフルネスについては解説本がたくさんありますので、それらを参考に、ぜひお試しになってみてください。

●アファメーション

アファメーションとは、**自分の願望や夢を声に出して唱えることで、潜在意識にそのイメージを植えつけて、人生で望んでいることを起こさせる方法**です。「仕事で成功したい」、「お金持ちになりたい」、「人間関係をよくしたい」、「有名になりたい」など、いろいろな願望や夢を実現するために用いられています。このアファメーションは、健康維持や病気の治癒にも応用ができます。

とくに、がん患者さんの場合は、「がんが治ること」、「健康を取り戻すこと」、「元気に楽しくすごせること」といった願望を実現するために、アファメーションを使うことをお勧めします。

例えば、以下のような文章を、くり返し声を出して読み上げてください。

『私はあらゆる面でますますよくなっています』
『治療はきっとうまくいく』
『がんは私の体からどんどん消えつつある』

非科学的ではありますが、自己暗示によって、病気が治癒した例も報告されています。

ですので、試してみる価値はあると思います。

●イメージング

イメージングとは、**想像力を使って、具体的な行動や結果を心のなかでイメージすることで、前向きな結果を出すための方法**です。

いつか必ず現実になると信じて、心から望む将来の自分の姿をイメージしましょう。例えば、「治療がうまくいって、がんが治った自分」「家族と楽しく暮らしている自分」をイメージするのです。

エルロッドさんによれば、**瞑想、アファメーション、イメージングがそれぞれ5分、読書が20分、日記が5分、運動が20分の割り振りで、トータル60分。これを朝活として行う**ことが推奨されています。

もちろん、この割合でなければならないということではなく、自分の生活スタイルや好みに合わせてアレンジしていきましょう。朝活の1つに運動を取り入れて行うようにすると、運動がより続けやすくなると思います。

Q39 がんのだるさを軽くする方法はあるのか？

がんになると、**倦怠感**を感じることが多くなります。一日じゅう、だるい感じや、なんとなく疲れた感じが続くこともあります。これは、がんそのものの症状によることもありますが、抗がん剤や放射線などの副作用による場合もあります。とくに抗がん剤治療を受けたのちの数日間は、倦怠感が続くことが少なくありません。また、はっきりした原因のわからない倦怠感が続くケースもあります。

こうしたがん患者さんのだるさ（倦怠感、疲労感）は軽視されがちですが、じつは、痛みとともに、生活の質を低下させる重大な症状です。そこで、がん患者さんの疲労感を軽くするために役立つ3つの方法を紹介します。

●運動

運動でがん患者さんの疲労感が軽くなることを多くの研究が示しています。「体がきついときに運動すると、逆に疲労感がひどくなるのでは？」と考えるかたもいらっしゃるでしょうが、じつは、**運動することで、疲労感は軽減**するのです。

抗がん剤治療を受けている乳がんの患者さん230人を対象とした研究によると、専門家の指導のもとに中等度から高度の運動（有酸素運動＋筋トレの組み合わせ）をしてもらったところ、**運動したグループでは、通常のケアのグループに比べて、吐き気、嘔吐、痛み、疲労感が少なくなった**という結果が出ています。

また、咽頭がんの患者さん146人を対象にした研究でも、放射線と抗がん剤の併用治療中に、**筋トレを行ったグループでは、リラクゼーションだけのグループと比べて、口内炎などの副作用がへり、疲労感が軽くなった**と報告されています。

治療中も運動することで疲労感が軽減する効果があるのです。体がきつくて動きたくないときもあるでしょうが、そんなときも運動することがお勧めなのです。

●瞑想

瞑想によって、がん患者さんの疲労感が軽くなることがわかっています。

アメリカの統合医療学会による、統合医療に関するガイドラインでも、がん患者さんの生活の質を高める方法として、瞑想が推奨されています。そのなかでも、とくに「マインドフルネス瞑想」は、優れたものとして医療の現場に導入されています。

マインドフルネスとは、前項でもふれた通り、過去や未来のことをあれこれ思い悩むのをやめ、今という瞬間に常に注意を向けて、自分が感じている感覚や感情、思考を、あるがままに受け入れることを目指す瞑想法です。

その起源は仏教にありますが、1979年、アメリカ・マサチューセッツ大学のジョン・カバットジン教授が、主に痛みなどの緩和をするために、心理的な治療法として、「**マインドフルネスストレス低減法**」を開発しました。

日本ではあまり普及していませんが、欧米では早くから、がんに伴う症状の改善や、がんサバイバーの生活の質を高める目的で、マインドフルネス瞑想による治療が取り入れられてきました。

代表的な臨床研究を紹介しましょう。

参加したのは、322名の乳がんサバイバー。参加者を、6週間のマインドフルネスストレス低減法を行ってもらうグループ（155名）と、通常のケアを実施するグループ（167名）と、ランダムに2つにわけ、2つのグループで、うつ、不安、ストレス、再発の恐怖などの精神的な症状と、疲労感や痛みといった身体的症状、さらに、生活の質について比較検討しました。

その結果、**瞑想を行ったグループでは、通常のケアのグループに比べて、精神的症状と身体的症状（とくに疲労感）の両方が改善**されていました。

●ヨガ

ヨガによって、がん患者さんの疲労感が軽くなることがわかっています。実際に、29のランダム化比較試験をまとめた調査によると、**ヨガには、がん患者さんの疲労感を有意に減らす作用がある**ことが報告されています。

統合医療学会ガイドラインによると、**ヨガには瞑想と同様に、がん患者さんの不安や精神的ストレスを軽くして、生活の質全般を高める効果がある**とされています。

YouTubeで「ヨガ」「初心者」といった検索をすると、初心者向けのわかりやすいヨガの動画が出てきます。それらを参考にするといいでしょう。

がんになると悩まされがちな疲労感・倦怠感の改善に、これら3つの方法をぜひお試しください。

Q40 運動はどれくらいしていいのか？筋トレも効果はあるのか？

運動はがん患者さんに多くの効果をもたらすため、私は、運動が禁止されているかたを除く、すべてのがん患者さんに運動を推奨しています。

では、どんな運動をどれくらいすればよいのでしょうか。

残念ながら、この問についての明確な答えというのはありません。そこでまず、ここでは一般的なガイドラインを紹介しましょう。

２０１２年に、アメリカの「対がん協会（American Cancer Society）」が**「がん患者さんのための食事と運動」**ということで、運動のガイドラインを作っています（２０２２年に改訂）。それによると、成人のがん患者さん（18〜64歳）に対しては、次のような運動が望ましいとしています。

「中ぐらいの運動」を、週に少なくとも１５０分間（2時間30分）、または、

「はげしい運動」を週に少なくとも75分間（1時間15分）

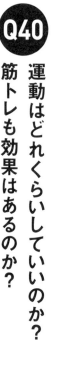

「中ぐらいの運動」とは、**運動しながら話すことはできるが、歌うことはできない程度の運動**で、

- 社交ダンスとライン・ダンス
- サイクリング（平地または少しの上り坂がある場所）
- カヌー
- ガーデニング（庭そうじ、木の剪定《せんてい》）
- ボールを使ったスポーツ（野球、ソフトボール、バレーボール）
- テニス（ダブルス）
- 手動車椅子での移動
- エアロバイク
- 早足歩き
- 水中エアロビクス

「はげしい運動」とは、**運動をやめたとき、息が切れて、なかなかしゃべれないくらいの運動**で、

- エアロビクスダンス
- サイクリング（時速10マイル〔16㎞〕以上）
- はげしいダンス
- きついガーデニング（土掘り、くわを使う）
- 上り坂のハイキング
- なわとび
- 武道（空手など）
- 競歩、ジョギング、またはランニング
- たくさん走るスポーツ（バスケットボール、ホッケー、サッカー）
- スイミング（速く、または何往復も）
- テニス（シングルス）

以上のような運動の中から、お好みの、あるいは、自分にできそうな運動を選んで、前掲の時間を目標に続けてみるとよいでしょう。

また、こうした好みの運動をすることのほかに、私ががん患者さんにお勧めしているのが、**「ほどほど筋トレ」**です。

筋トレは、がんの予防のためにも、がん患者さんの生存率アップのためにも、役に立つ運動であることがわかっています。

筋トレとがん死亡率の関係については、イギリスの国民8万人以上を対象にした研究があります。それによると、**週に2回以上、筋力トレーニングをしている人は、そうでない人にくらべて、すべての死亡リスクが23%低く、なかでも、がんによる死亡リスクが31%も低く**なっていました。

筋トレの方法は、専用のマシンを使わない**自重トレ（自分の体重を利用した筋トレ）で問題ありません。しかも、それが、マシンを使ったトレーニングと同等の効果がある**と報告されています。

つまり、自宅でできる筋トレでじゅうぶんなのです。

また、過去の研究をまとめて解析した日本の研究報告によると、**筋トレによって、がんによる死亡リスクが12%低下、すべての死因による死亡リスクが15%低下**したとのこと。

2つの研究には差があるものの、いずれにしても筋トレによって、がんによる死亡率が10〜30%も低下するのです。

しかも、日本の研究によると、筋トレにかける時間と死亡リスクの関係について、筋トレをやりすぎても、少なすぎても、死亡リスクが高まってしまうという結果が出ています。

時間でいえば、**週に30分筋トレを行っている人が、最も死亡リスクが低くなっていました。つまり、筋トレは「ほどほど」がいい**のです。

私は、がんの患者さんには、**腕立て伏せ、フロントブリッジ、スクワット**という3つの筋トレをお勧めしています。

これら3つの筋トレを、15分×週2回か、10分×週3回のペースで続けていくといいでしょう。

腕立て伏せとスクワットは、よく知られている筋トレですので、ここではフロントブリッジ（プランク）を紹介しておきましょう。

フロントブリッジ（プランク）のやり方

腹筋や体幹を強化するトレーニングです。
おなか周りの筋肉群や、背筋やお尻の筋肉も鍛えられます。

曲げた両ひじを肩幅程度に広げ、床につけてうつ伏せになる

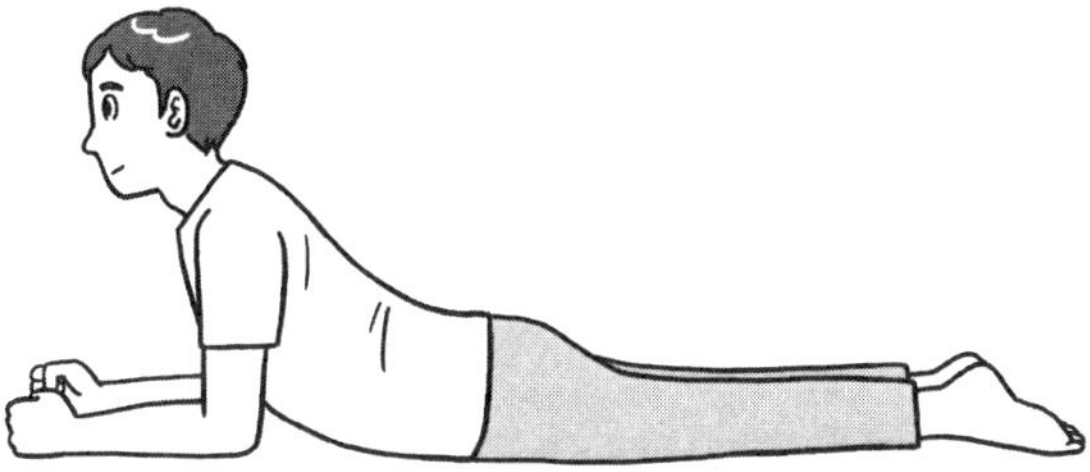

両ひじとつま先で体を持ち上げる。この姿勢を1分間（難しければ30秒）キープする

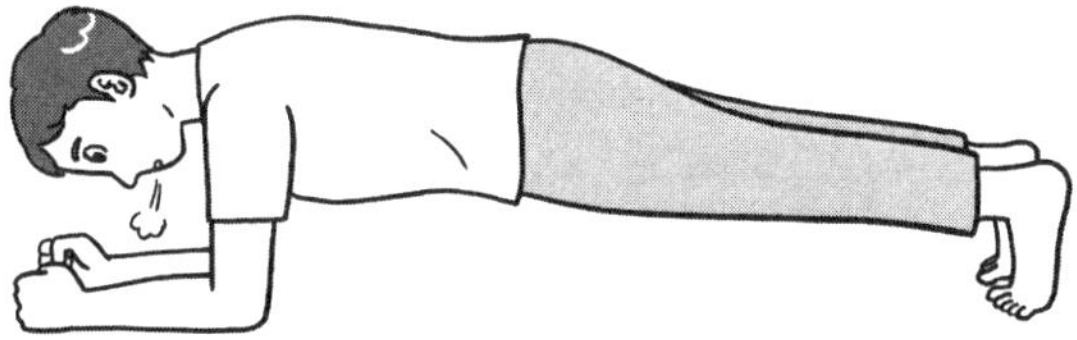

ゆっくりと元の位置に戻る。これを1セットとして、2～3セット行う

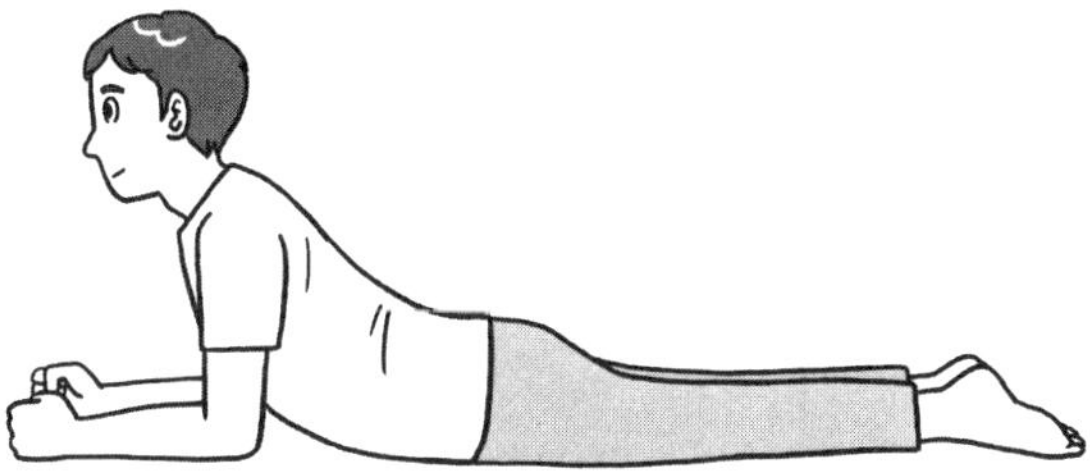

＊息継ぎをして、息を止めないこと。体を真っすぐに支え、お尻を突き出したりしない

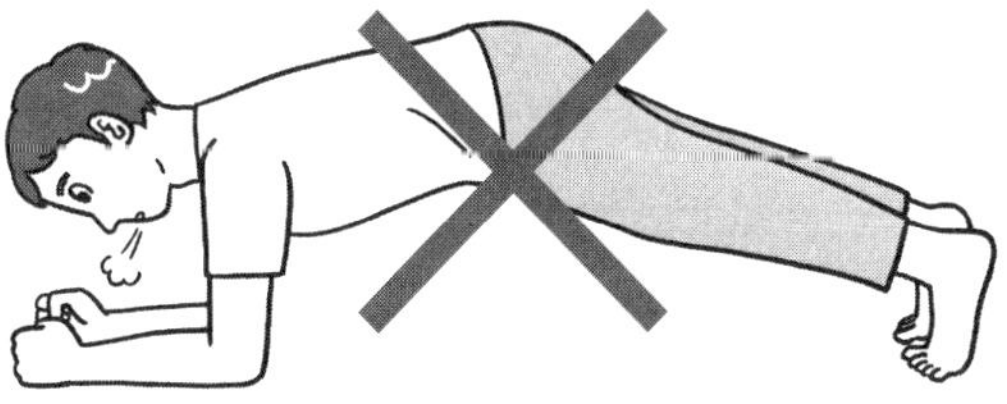

Q41 睡眠時間によって、がんに影響はあるのか？

みなさんは、毎日、何時間寝ていますか？

睡眠時間は、さまざまの病気を予防するうえでとても重要な要素です。がんも例外ではありません。最近の研究を踏まえて、睡眠時間とがんの関連についてお話ししましょう。

まず2018年中国の研究によると、**平均的な睡眠時間（1日6〜9時間）の人に比べて、睡眠時間が1日6時間未満の人では、大腸がんのリスクが約2・1倍になり、睡眠時間が長い人（1日9時間以上）は、約3・8倍**になるという結果でした。

また、女性を対象とした研究では、平均的な睡眠時間（1日7〜9時間）の人に比べて、**睡眠時間の長い人は、女性ホルモンと関連するがん（乳がん、子宮体がん、卵巣がん）の発症リスクが22％も増加**していました。

睡眠が不規則な人も、よくありません。がん、とくに乳がんなどの性ホルモン関連がんの発生リスクが高くなることがわかっています。

実際に、夜勤や交代制の勤務などをしていて、夜起きて仕事をしている人たちでは、乳がんの罹患率が高まるとされています。

次に、日本人女性を対象とした追跡研究では、**睡眠時間が1日6時間以下の睡眠不足のグループは、1日8時間睡眠のグループと比べて、乳がんの発生リスクがおよそ60%も高く**なっていました。

では、なぜ、睡眠時間の差によって、がんのリスクが増加するのでしょうか。はっきりした理由はわかっていません。

1つには、眠っている間に分泌されるメラトニンというホルモンが関わっている可能性があります。

メラトニンには抗がん作用があり、乳がんなどの性ホルモン関連がんの原因となる女性ホルモンの分泌を抑制する働きがあります。

睡眠時間が足りないと、メラトニンの分泌時間が少なくなる結果として、性ホルモン関連がんのリスクが高くなると考えられます。

一方、長時間の睡眠は、血液中の炎症性サイトカインという物質が増える原因となり、増えた炎症性物質ががんの成長を促す可能性があると考えられています。

さらに、長時間の睡眠はコルチゾールというホルモンの分泌量を高め、これもがんの原因である肥満のリスクを上昇させます。

続いて、睡眠時間と、がん患者さんの大敵である**サルコペニア（いわゆる筋肉やせ）**との関連についてもふれておきましょう。

サルコペニアは、加齢や病気によって、筋肉量がへり、筋力が低下した状態をいいます。がん患者さんにサルコペニアがあると、手術や抗がん剤治療などがうまくいかず、生存期間が短くなることが判明しています。

このサルコペニアも、睡眠時間と関係しているのです。

過去の4つの研究の1万7000人以上のデータを用いた解析によると、**平均的な睡眠時間（1日6～8時間）のグループに比べて、最も短い睡眠時間（6時間未満）のグループでは、サルコペニアのリスクが70％以上も増加**していました。

また、**最も長い睡眠時間（8時間以上）のグループでは、サルコペニアのリスクが**

50%以上も増加していました。

つまり、**睡眠不足も、長時間の睡眠も、サルコペニアのリスクを増加させてしまう**ということです。

では、どれくらいの睡眠時間がいいのでしょうか。

がんの予防を考えたときには、やはり、**6～8時間の間が理想的**といえるでしょう。

およそ10万人の日本人を20年近く追跡した研究によると、がんに限らず、**すべての死因による死亡率は、睡眠時間が7時間の人が最も低い**というデータが出ています。

もちろん、人によって適切な睡眠時間は違ってくると思いますが、およそ7時間を目安に、短すぎず、かつ、長すぎない睡眠時間を確保することを目指すとよいでしょう。

Q42 がん患者は痩せていたほうがいい？ 太っていたほうがいい？ ベストな体重（ＢＭＩ）は？

がんと診断されたとき、痩せているほうがいいのでしょうか。それとも、太っているほうがいいのでしょうか。

がんになると、しだいに痩せていくかたが多いため、体重の蓄えがある太目のかたのほうが有利と考えるかたもいらっしゃるかもしれません。

実際のところ、どのくらいの体重がベストなのでしょうか。ここでは、とくに高齢のがん患者さんをメインに取り上げてみたいと思います。

手術を受けた肺がんの患者さんのうち、80歳以上の高齢の患者さん１５８人を対象にした日本の研究です。

術前に患者さんのＢＭＩを測定しました。ＢＭＩは、［体重（kg）］÷［身長（m）の2乗］で算出される肥満度を示す指標です。

ＢＭＩの値で18・5未満を低体重のグループ（全体の13％）、18・5以上25未満を普

高齢者におけるBMIと術後の生存期間の関連

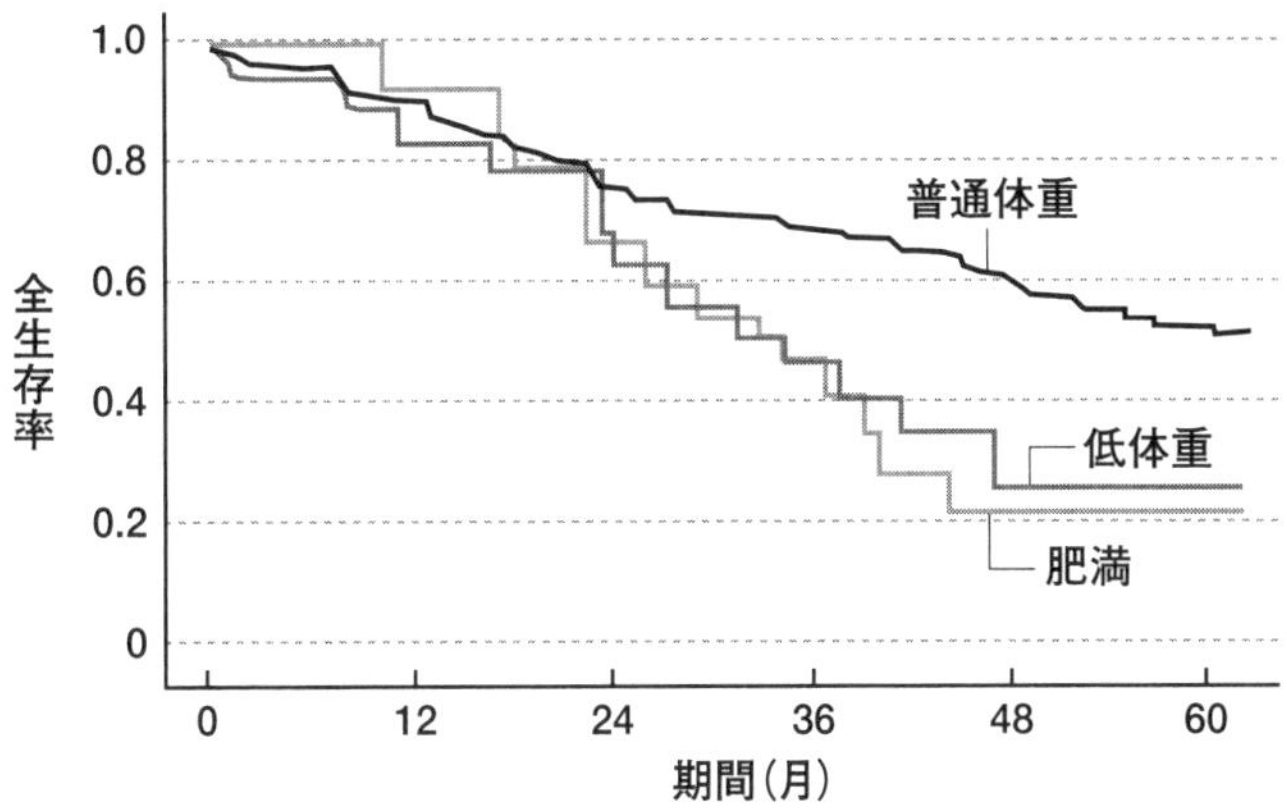

※「Significance of Body Mass Index for Postoperative Outcomes after Lung Cancer Surgery in Elderly Patients」より

通体重のグループ、25以上を肥満のグループ（全体の10％）に分類し、術後の生存期間を3つのグループで比較しました。

すると、**低体重と肥満のグループはともに、普通体重のグループに比べて有意に生存期間が短く**なっていました。

生存期間に影響を与える複数の因子を総合的に評価して解析したところによると、**生存期間に最も影響を与えた因子がBMI**だったということです。

しかも、**痩せすぎていたり、太りすぎていたりすると、死亡リスクが1・7倍にまで上昇**していました。

つまり、極端に痩せていても、太ってい

ても、生存期間が短くなり、適正体重の患者さんが最も長生きするという結果でした。

痩せすぎも、太りすぎもよくないのですが、そのなかでも、太っていて、かつ、筋肉がない状態が最悪であるとされています。

この状態を、**「サルコペニア肥満」**といいます。サルコペニア肥満のあるがん患者さんは、生存期間が短くなると報告されています。

固形がん（呼吸器系・消化器系のがん）の患者さん2115人を対象とした研究によると、**サルコペニア肥満のあった患者さんのがん診断時からの生存期間の中央値は、11・3カ月で、それ以外の患者さんの21・6カ月と比べて有意に短く**なっていました。**死亡リスクは4倍以上**にも高まっていました。

こうしたデータから、がんでも長生きするためには、適正体重を維持すること、とくに高齢の患者さんの場合、筋肉量を保っておくことが大事であることがはっきりとわかります。

サルコペニアを避けるためにも、運動と食事が大事なのです。

有酸素運動と筋トレを続けながら、たんぱく質中心に、バランスのよい食事をしっかりとり続けましょう。

運動と食事を2本柱として、地道に生活改善を続けることが、生存率にもよい影響を与えてくれるのです。

なお、自分がサルコペニアかどうかを判断する目安がいくつかあります。

「歩くのが遅くなった（横断歩道を青信号の間に渡りきれない）」

「手すりにつかまらないと階段が上がれない」

「ペットボトルのキャップが開けにくくなった」

こうした症状を自覚するようになったら、筋量、筋力が落ちてきている証拠で、サルコペニアが疑われます。サルコペニアが心配なかたは、日常的にこうしたチェックを行うようにしておくといいでしょう。

もしもサルコペニアが疑われる場合、筋肉をふやすための筋トレや食事の配慮などをより積極的に行っていく必要があります。

Q43 がん治療の最大の敵「再発」。具体的な検査方法はどういったものがあるのか？

がんの治療で最も問題となるのは、やはり「再発」です。**再発とは、「治療後（または治療中）に、いったんは消失あるいは縮小したがんがぶり返す」**ことをいいます。再発するかしないかで、がん患者さんの運命が決まるといっても過言ではありません。**がんが再発すると治療が難しくなり、完治する可能性は低く**なります。手術や放射線治療を無事に乗り切ったとしても、がん再発のリスクは常につきまといます。がん再発のパターンには、以下のものがあります。

- **局所再発**：局所（最初にがんがあった場所付近）に再発し、大きくなる
- **リンパ節再発**：リンパ節に転移したがんが大きくなる
- **腹膜播種**《ふくまくはしゅ》：おなかの中に散らばるようにがんが広がる。進行すると腹水がたまることがあります
- **遠隔転移**：血管に入り、遠くの臓器などに転移したがんが、大きくなる

ちなみに、最初のがんを治療した後に、別のがんが新しくできることは再発とはいいません。一般的に、ステージのすすんだ進行がんは、早期のがんにくらべて再発しやすい傾向にあります。具体的には、以下のようながんが再発しやすいとされます。

- **サイズが大きながん**
- **リンパ節転移があった（または個数が多かった）がん**
- **分化度が低い（通常の細胞からかけ離れた）がん**
- **切除した標本の顕微鏡検査で、血管やリンパ管に入り込んでいたがん**
- **治療前の腫瘍マーカーが高いがん**

がんの種類でいえば、**すい臓がん、胆道がん（胆管がん、胆のうがん）、食道がん**などは再発しやすいがんです。

続いて、再発のチェック・診断法をお話ししましょう。

⑫腫瘍マーカー

腫瘍マーカーとは、がん細胞自体が作って血液中に分泌したり、がんに対する体の反応として血液中で増加している物質（たんぱく質）を測定する検査法です。

治療前から腫瘍マーカーが高かった場合、治療後の再発予測の手段として腫瘍マーカーを使います。胃がんや大腸がんでは、ＣＥＡやＣＡ19-9を測定することが一般的です。**手術などの治療後に下がっていた腫瘍マーカーが、上昇してきた場合、再発を疑います。**なかには、がんと関係なく腫瘍マーカーがずっと正常値より高い人もいますので、必ずしもがんの再発と関係しているとは限りません。

●超音波検査

肝臓など、おなかの臓器などを調べる検査として超音波検査が用いられます。

ＣＴやＭＲＩと比べると検出率は低いですが、**放射線被曝の問題がないため侵襲（体への負担）が少なく、ベッドサイドで手軽に行えるというメリット**があります。超音波検査で再発が疑われた場合、ＣＴなど追加の検査を行うことが一般的です。

●ＣＴ（あるいはＭＲＩ）検査

再発のチェック・診断に最もよく用いられる検査として、ＣＴ（あるいはＭＲＩ）検査があります。**全身の臓器やリンパ節などを詳しく検査することができるため、がんの局所再発、リンパ節再発、遠隔転移などが評価**できます。

●その他：シンチグラフィーやPET-CTなど

がんの種類によっては、シンチグラフィー（放射性薬剤を利用した画像診断法）やPET-CT検査（放射性薬剤で全身を画像検診する検査法）が行われることがあります。

では、再発のチェックはどのくらいの期間にわたって必要になるのでしょうか？

一般的に、**がん再発のリスクは5年間（乳がんなどでは10年間）**といわれています。もちろん、それ以降に再発することもありますが、非常に少なくなります。がんの手術後、少なくとも5年間（あるいは10年間）は定期的な再発チェック（フォローアップ）を続けるのはこのためです。がんの種類にもよりますが、**最も再発が多いのは、治療後1〜3年以内**です。したがって、最初の1〜3年間、再発がなければ、その後に再発する可能性は低くなります。

すこし前までは、再発がんに対する治療法は限られており、効果もあまり期待できませんでした。しかし、近年では、多くの治療の選択肢が生まれていますので、たとえ再発が見つかったとしても、すぐにあきらめる必要はありません。

Q44 がんがリンパ節に転移。もう治らないのか？

がんが転移するパターンは、主に3つあるといわれています。
①がんがその場から外に出て、おなかの中や胸の中に散らばっていくパターン→「播種」
②血液の中にがん細胞が入って、ほかの臓器などに転移するパターン→「血行性転移」
③リンパの流れに乗りリンパ節からリンパ節へと転移するパターン→「リンパ節転移」
この3つのうち、リンパ節転移について、みなさんからの疑問点にお答えしましょう。

●リンパ節転移があるがんでも治るのか？

結論から先にいえば、治ることもあるし、治らないこともあるという答えになります。

手術で、がんが**転移したリンパ節がすべて切除できれば、完全に治る可能性が高い**です。

また、**リンパ節へ転移したがん細胞が抗がん剤で死滅する**こともあります。このようなケースでは、がんが治るといえます。

がんは、まず近くのリンパ節に転移し、そこから次々につながっているリンパ節へと伝わっていきます。リンパ節同士がリンパ管というネットワークでつながっているため、こうした連鎖が起こるのです。

最終的には、大動脈のまわりのリンパ節（傍大動脈リンパ節）や、左の鎖骨のところのリンパ節に転移します。

こうなると、遠くの部位に転移したのと同じような扱いになります。

がんの手術では、がんを取り除くだけではなく、がんの周囲にあるリンパ節も切除します。これを「リンパ節郭清《せつかくせい》」といいます。**理論上は、リンパ節郭清によって、残らずリンパ節が切除できれば治る可能性**はあります。

しかし、遠いリンパ節までがんが移っている場合、例えば、傍大動脈リンパ節に転移があると、切除はできません。遠くのリンパ節までがんが広がっているときは、同時に、がんが血管に入り込んでいて、リンパだけではなく、すでにほかの部位に転移していることが多いのです。

切除した部位の組織の検査で、**がんが遠くの部位にまで転移していることがわかった場合や、転移しているリンパ節の数が多い場合、手術後に再発・転移するリスクが高く**

なります。このようにリンパ節転移にも段階があり、段階が進んでいると、治りにくいのです。

●リンパ節を取ったら後遺症があるか？

みなさんからよく聞かれる質問です。

がんの部位や手術方法によっても違いますが、**多くの場合、リンパ節を切除しても、大きな問題は生じません。**リンパ節は全身に多数ありますから、一部を切除しても、全身の免疫機能が落ちたりすることもないのです。

ただし、手術後に、リンパ管の切った端から、リンパ液がもれることがあります。「リンパ瘻《ろう》」という合併症です。

すい臓がんのリンパ節郭清のときに、お腹の深いところにある胃や腸の動きを調節する神経を切除することがあり、この場合、**術後になかなか治らない下痢になる**ことがあります。

切除するリンパ節の部位によっては、リンパの流れがよどんで、手足が腫れる、いわゆる「**リンパ浮腫《ふしゅ》**」という症状が出ることがあります。**乳がんや子宮がん、卵巣がん、**

前立腺がんなどの手術後にみられることが多い後遺症です。

●がんがリンパ節に再発した場合、切除できないのか？

手術をして、がんを取り除いたあとに、リンパ節にがんが再発することがあります。これは手術のとき、すでにリンパ節にがん細胞が潜んでいて、しばらくたってから、それが大きくなってきたと考えられます。

乳がんがわきのリンパ節に再発した場合などでは、切除を行うこともありますが、多くの場合はリンパ節だけではなく、まわりの組織にがんが広がっているため、リンパ節だけを切除しても、あまり意味がありません。

がんの手術後のリンパ節転移・再発に対しては、一般的には切除の適応にならないことが多く、抗がん剤などの全身療法が選択されます。また、**再発がリンパ節だけに限られている場合、そこに放射線をあてる場合**もあります。

なかには、放射線と抗がん剤を組み合わせた治療などによって、リンパ節に再発したがんがうまくコントロールできる例もあり、リンパ節のがんの再発は、肺や肝臓などの臓器への再発に比べて、**比較的予後がいい**といわれています。

Q45 がんが再発してしまった。生き残る可能性は低いのか？

がんが再発していることがわかると、当然のことですが、みなさん、落ち込んでしまいます。ショックのあまり、**病気を克服するための「前向きな気持ち」を失ってしまう人も多い**のです。再発予防のために生活習慣を改善してきた人が、再発したとたん、それらをみなやめてしまうこともあります。

「これまでせっかくつらい治療をがんばってきたのに」

「副作用や後遺症に耐えてきたのに」

「運動をがんばり、食事にも気を遣ってきたのに」

「がんに効くサプリメントを飲んできたのに」

といったように、**今まで努力してきたことが、「まったく意味がなかった」という気持ちに陥りがち**です。

再発を告げ知らされることには、それだけの衝撃があるのです。

そんな風に気持ちが折れそうになったときは、次のように考えてみてください。

「これまでの努力やがんばりがあったからこそ、がんの再発までの期間が今日まで延びたのかもしれない」

「おかげで、一日一日感謝しながら生活を送ることができた」

「これらの治療を乗り越える体力がついた」

もし今まで何もしていなければ、今よりもっと厳しい状態だったかもしれません。

今まであなたががんばってきたことには、必ず意味があり、それだけの意義があるのです。

どんなことにも通じることですが、**諦めない人にこそ、チャンスが訪れるのです。**

「再発に対しても、次々に新しい治療法が開発されている」

「標準治療以外でも、探せば治療法はある、情報を集めよう」

「セルフケアだけでも長生きしているケースがある」

といったように、あくまでも前向きに考えていきましょう。

再発が見つかっても、かんたんに諦めないことが肝腎。規則正しい生活を続け、食事に配慮し、運動もできる限り行い、免疫を高める工夫も怠らない等々、自分でできるセルフケアを根気よく続けていきましょう。

それが、長年にわたってがん患者さんを診てきた私からのアドバイスです。

なお、がんには、**自然退縮（あるいは自然寛解）**という現象があります。これは、**がんが通常の治療を受けずに自然に小さくなったり、消失すること**です。その頻度については正確な数字はありませんが、まれに起こることは確かで、実際に世界中から多数の症例が報告されています。

自然退縮の原因が解明されているわけではありませんが、多くの場合、免疫反応が関係している可能性が指摘されています。過去には、重症の感染症によって高熱が出た後にがんが縮小するといった報告もあります。

また、自然退縮したがんにはリンパ球が多く集まっているといった所見があり、活性化された免疫監視システムががんの縮小・消失に関係している可能性が指摘されています。

アメリカの研究者である**ケリー・ターナー氏**による『**がんが自然に治る生き方**』では、

標準治療（手術、抗がん剤、放射線）を一切用いずに、がんがなくなった場合などを「がんの劇的な寛解」と定義し、じっさいに「劇的な寛解」に至った人たちが実践していることを紹介しています。それが、次の9つです。

1. **抜本的に食事を変える**
2. **治療法は自分で決める**
3. **直感にしたがう**
4. **ハーブとサプリメントの力を借りる**
5. **抑圧された感情を解き放つ**
6. **より前向きに生きる**
7. **周囲の人の支えを受け入れる**
8. **自分の魂と深くつながる**
9. **「どうしても生きたい理由」を持つ**

もちろん、たまたま運がよくて、がんが自然退縮したと考えることも可能です。

しかしながら、こういった点を実践しているかたたちが、がんを克服したサバイバーになることが多い印象があるのも、事実です。

この本については「科学的ではない」ということで批判もありますが、がん患者さんが希望を持てるということはあると思います。興味をお持ちのかたは読んでみるといいでしょう。

なお、再発したがん患者さんから、「あとどのくらい生きられますか?」という質問を受けることがあります。

この問いに最も正直に答えるとしたら、それは、「わからない」という回答になるでしょう。そもそも、あと1カ月しか持たないというような非常に差し迫った状況を除けば、あと、どれくらい生きられるかというのは、非常に推測するのが難しいのです。がんの進行するスピードは、患者さんひとりひとりによって違います。ある時点から、がんの進行が突然止まったり、回復する可能性もないわけではありません。逆に、急に容態が悪化し、想定していたよりも早く亡くなってしまうケースもあります。いずれにしても、**がん患者さんの生存期間には、かなり「ばらつき」があり、いわゆる「余命」というのは、なかなか当たりません。**

余命1年と宣告されると、「せいぜい持って1年」と受け取る患者さんが多いのですが、じつは、それは正しい理解ではありません。一般的に余命宣告には、**中央値**という数値を用います。中央値というのは、この問題でいえば、**ある集団において半分の患者さんが亡くなるまでの値**です。しかも、集団全体の生存期間には大きなばらつきがあるため、余命1年といわれても、みなさんが中央値の辺りで亡くなるわけではなく、5年や10年生きるかたもいらっしゃるのです。

そういう事情がありますから、**余命についてはあえて聞かないほうがいい**と、私は考えています。余命宣告で、**がっくりと気落ちしてしまい、生きることをあきらめてしまう患者さんもいる**のです。余命宣告でショックを受けたことが、余命をよけいに縮めることにつながりかねないからです。

ステージ4でも、予後（治療の経過）はさまざまで、最近では治療の選択肢も増えてきています。「ステージ4だから」、「余命半年と言われたから」といってあきらめる必要はまったくありません。

いずれにしても、あきらめずに前向きに生きるという姿勢が最も大切です。

Q46 自分でできるセルフケアはないのか？

がんの治療は進歩しています。

しかし、それでも、主治医から、「できる標準治療はもうありません」といわれてしまうことがないわけではありません。

そう宣告された患者さんは、他に何かいい治療法がないものかと、インターネットなどで探し回った結果、多くの場合、効果の証明されていない、免疫治療などの実験的な治療や民間療法にたどり着くことになります。

こうした民間療法は、効果はほとんど期待できません。経済的にも、時間的にも大きな損失になりかねませんし、残された大切な時間を無駄に使ってしまうおそれがあります。

「がん治療」と名のついた治療にすがりたい気落ちはわかりますが、がんの治療は、薬や放射線、手術といった病院やクリニックで受けるものだけとは限りません。

運動で大腸がんの死亡リスクが50%減る

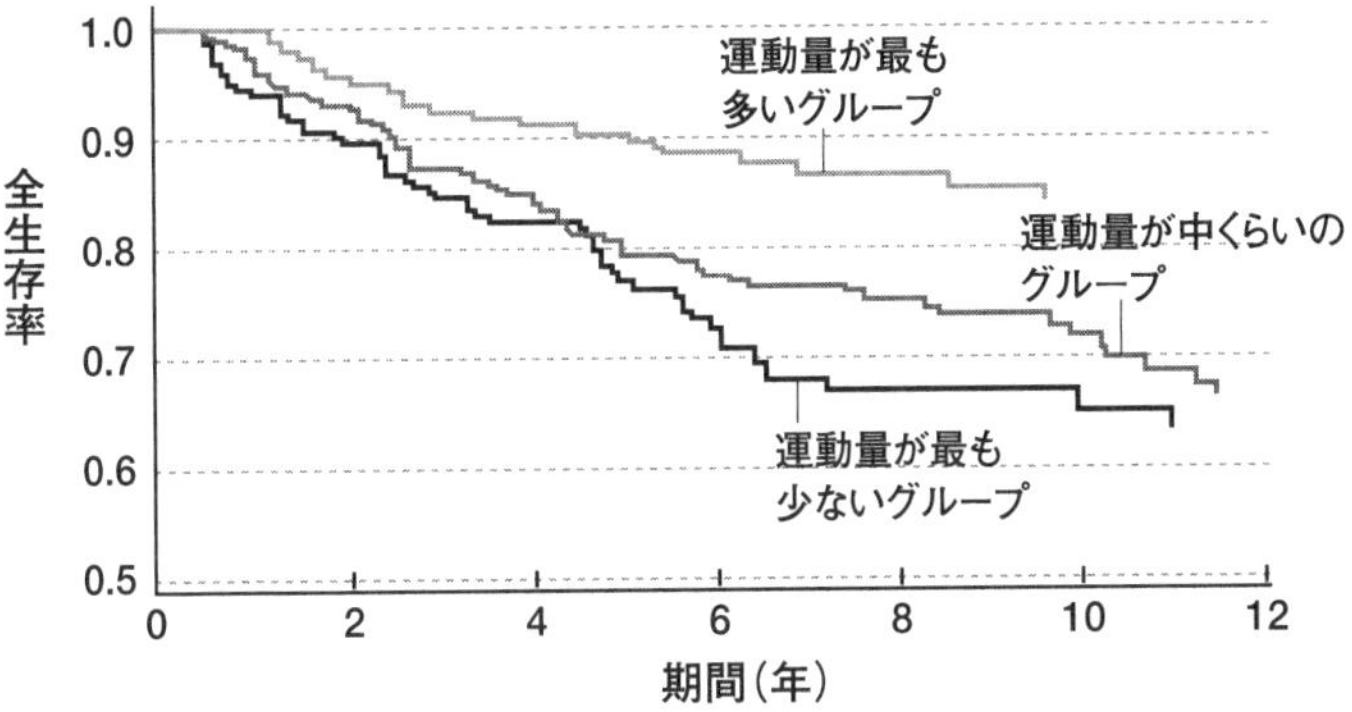

※「Physical activity and survival after colorectal cancer diagnosis」より

「セルフケア」も、自分でできる立派ながんの治療です。

毎日の食事、運動、質の高い睡眠、瞑想や、ストレスを減らす生活、家族とのふれあいや、大好きな人との大切な時間を過ごすこと等々、そういった自然治癒力を高める日常生活での工夫が、まさに「がんの治療」となるのです。

しかも、それは効果の証明された最良のがんの治療です。

運動ががん患者さんにとって大切であることをお伝えしてきましたが、**大腸がんの診断後に日常的に積極的に運動することによって、がんの再発・死亡リスクを50%も**

減らすことができるという研究結果があります。単純には比較ができませんが、抗がん剤治療よりも効果が高い治療です。毎日続けているウォーキングが、立派ながん治療ということになるのです。

食事も重要です。

もちろん、食事だけでがんが治るとか、がんが消えるということは期待できません。しかし、だからといって、食事に意味がないわけではありません。

食事が、患者さんの体力や筋力、体の免疫システムを維持するために重要であることは間違いありません。

大腸がんの患者さん1542人を対象とした研究で、診断後の食事内容の調査を行ったところ、**植物性食品が豊富で、動物性食品はほどほどの低糖質（炭水化物）の食事を習慣にしている人は、大腸がんによる死亡率が70％も低く**なっていました。

たんぱく質をしっかりとったり、糖質を少し控えたり、抗がん作用のある成分の食べ物を自分で選んで積極的に食べたりすることも、立派な食事療法といえます。

ほかにも、瞑想やヨガ、音楽療法などによって、生活の質が高まるということが研究によって証明されています。

セルフケアを取り入れるメリットの1つは、**「自分自身でがんを克服するぞ」という前向きな気持ちが生まれること**です。

病院やクリニックでの治療に頼りすぎると、どうしても、自分でできることをやらなくなってしまいます。

それよりも、むしろ病院やクリニックの治療に頼らずに、**自分が自分の主治医になって、自分にできるセルフケアをコツコツとやるほうが長生きする**というケースもあります。

一例を挙げてみましょう。

55歳の女性です。

シャ乱Qのつんくさんと同じように、のどに腫瘍のあるかたでした。

手術すると、声が出なくなり、首に大きく傷が残るため、夏でもスカーフを首に巻いていなくてはならないなどのデメリットを考えて、手術で切除するかわりに、無治療を選択しました。

ご本人は、そのうち具合が悪くなって死んでしまうだろうと考えていたそうですが、治療や薬をやめればやめるほど、逆に健康になっていき、今は、具合の悪いところもないと話しています。

元々のどの腫瘍は31㎜、肺にも転移が2か所あったということですが、3年半以上経過した2021年4月の検査では、肺の転移は消失し、31㎜の腫瘍が24㎜まで縮小していました。

彼女の場合、手術などの標準治療は受けないまま、自己流で、サプリの摂取、炭酸泉入浴、毎日30分のジョギングとヨガ、これらを日課としているということです。

つまり、こういったセルフケアを続けてきたことが、がんの縮小につながったと考えられます。

もちろん、これは、ひとりの患者さんの決断と実践によって生じた結果であって、私がこういった選択をみなさんに勧めているわけではありません。

標準治療を選択していた場合との比較はできませんので、どちらがいいとか悪いとか、そういった議論もできません。

ただ、**セルフケアも立派な治療となることがわかる貴重な体験例である**と考えられます。

くりかえしになりますが、がんの治療は、病院やクリニックで受ける治療だけではありません。

最初にもふれた通り、もう標準治療でできることがないとなると、民間療法などに頼ってしまいがちですが、それらは、効果の証明されていない治療であり、残念ながら、それでよくなることはほとんど期待できないのです。

先に紹介した通り、自分でできるセルフケアは、西洋医学的にも効果が証明された立派ながん治療です。

もうできる標準治療がないといわれたときにも、嘆いたり諦めてしまうかわりに、できる範囲でのセルフケアを信じて続けてみてはいかがでしょうか。

Q47 進行がんに対して、「抗がん剤＋新しい食事療法」が効果を上げているというのは事実か？

ここでは、ある食事療法を抗がん剤と併用することで、非常に進行したがんが寛解したという事例を紹介したいと思います。

がんの治療中は、多くの患者さんの食欲が低下します。ことに抗がん剤の治療中は、抗がん剤の影響で食欲が落ちることが非常に多く、多くの患者さんが食欲低下に悩まされてきました。

これまでは、低下しがちな栄養状態をなんとか引き上げるために、毎日しっかりと食べて、じゅうぶんなカロリーをとるべきであるというのが主流の考え方でした。食欲がなくとも、少し無理してでも食べたほうがいいと指導されてきたのです（本書でもQ32では、この基本の考え方に基づいて、食欲低下時にも食べやすい食品を紹介しています）。

ところが、最近では、**抗がん剤治療の前後で、むしろ食事を減らし、カロリー制限したほうが抗がん剤の副作用が減って、しかも、治療効果が高まる可能性もある**という報告がなされるようになってきました。

これは、長期間の食事制限ではなく、抗がん剤の治療前から数日間だけ、間欠的な絶食に近いダイエットをしたり、あるいは、カロリーを制限するという方法です。

その代表が、**「絶食模倣食（FMD：Fasting Mimicking Diet）」**。その英語表現通り、絶食に近い食事をあえてとるようにするのです。

具体的には、野菜を中心としたスープや、液体の食べ物がメイン。お茶などの水分は好きなだけとってよいとされています。この絶食模倣食を抗がん剤治療に組み入れることで、副作用がへったり、治療効果が高まったりするというのです。

実際に、進行がんの患者さんを対象にして、この食事療法と標準治療を組み合わせた臨床試験が海外で行われています。紹介するのは、イタリアでの研究で、対象となったのは、切除のできない進行がんの患者さん、101名。

絶食模倣食は、5日間だけ、カロリーを1日300〜600㎉に制限。その後のおよそ20日間は通常の食事に戻し、これをくりかえすという方法でした。

結果、この試験では絶食模倣食による副作用はなく、全身と腫瘍における免疫システムが活性化したと報告されています。さらに、この臨床試験の続報として、非常に効果のあった症例が紹介されています。

試験に参加した全例の生存期間の中央値は、およそ30カ月、この試験に参加した患者さんの中には、**ステージ4だったがんが画像上確認できないほど小さくなった例がありました。それも1例だけではなく、5例もあった**とのこと。このうちから症例を2例紹介してみましょう。

1例目は、61歳の男性。進展型の小細胞肺がんの患者さん。免疫チェックポイント阻害薬による治療と、絶食模倣食を併用したところ、**がんが急速に縮小。**がんによって肺に多量に溜まっていた**胸水がほとんどなくなっていることが確認**できました。高かった腫瘍マーカーも正常値まで下がり、治療開始から40週目の時点でも、正常範囲に留まっているといいます。

2例目は、74歳の女性で、肝臓に転移がある、ステージ4のすい臓がんの患者さん。抗がん剤治療と絶食模倣食を併用。その結果、**すい臓の原発がんと、肝臓の転移が両方とも消失。CR（完全な寛解）が得られた**と報告されています。画像上で、治療前にあった**大きな腫瘍が、併用治療後にはほとんど認められなくなっていました。**同時に、腫瘍マーカーも、治療の途中で急激に下がり始め、その後は、少なくとも報告の時点まで、ずっと低下したままの数値がキープされていたとのことです。

こういったケースでは、抗がん剤治療を行ったとしても、寛解に至るということは極めて少ないのです。この研究で5例もの寛解が得られたというのは、例外的な成果であったと結論づけられています。ですが、たまたまうまくいったにしては、5例というのは多すぎるわけで、この方法の有効性が示唆されているとも考えられます。

しかし、その一方、絶食模倣食がどんな患者さんに向いているか、あるいは、どこまでの効果があるか、長期的に副作用はないのか等々についての検証は、まだまだなされていません（紹介の絶食模倣食の研究は継続予定）。

絶食したり、カロリーを減らすことが、患者さんによっては深刻な栄養障害を引き起こすリスクも考えられます。

現段階では、食事療法をどう扱うかは、個々のケースで慎重に考えていく必要があるでしょう。

Q48 がんが再発しても死なない人の特徴は？

通常、がんが再発すると、何もしなければ数カ月から数年以内にがんが全身に広がって、最終的には亡くなってしまうケースがほとんどです。もちろん、抗がん剤などの標準治療を行えば、再発だとしても生き延びる可能性があります。

しかし、ときどき、がんの再発で抗がん剤が合わないといった理由で治療を中止しても、それ以上進行しなかったり、再発したがんが小さくなったりするケースがあります。

このようなケースはあまり多くはありません。

医学的にはちょっと説明がつかないというところもあるのですが、実際にこういう患者さんがいらっしゃるということも確かです。

ある患者さんのケースを紹介しながら、なぜ、再発しても死なない人がいるのか考えてみましょう。

私の患者さんのひとりで、50歳代の女性です。すい臓がんの手術を受けたのち、半年くらいで腹膜への再発（腹膜播種）がわかり、合わせて、リンパ節への再発も確認されました。再発に対する治療として、かなり強力な抗がん剤治療を行いました。ただ、副作用が強く出て、結局、半年くらいで治療は中止となりました。

その後は、**抗がん剤などの治療はせずに経過を見ていましたが、1年以上元気に生活されています。CTで調べると、再発した腫瘍が小さくなっており、驚きました。**改善の原因はわかりません。おそらく患者さんの免疫のシステムの働きにより、がんの進行が止まり、休眠状態になっているのだと考えられます。

ちなみに、彼女は、標準治療以外の代替補完医療や民間医療などは一切受けていません。食事も、ごくふつうのものを食べているようです。運動に関しても、とりたてて何かやっているわけではありません。

ただ、彼女を見ていると、あっけらかんとしていて、がんの再発についてあまり深刻に考えていないような印象があります。「しょうがないな」という感じで、受け流すようにがんを受け入れている。

そんな考えすぎない態度が、逆にいいのかもしれません。

いやな症状（副作用など）が出れば、ガマンせずに、すべて医師に報告してくれますから、こちらも対応しやすいのです。お子さんもおられるので、まだ**自分が必要とされている**と感じている面もあるでしょう。お金も必要になりますから、**仕事も再開しており、できるだけ元の生活に戻せるように努力**しているということです。

この方以外にも、同じように、がんが再発しても、がんと上手につきあいながら、ふだん通りに生活されているかたがいらっしゃいます。

こういったかたたちの特徴をまとめてみると、

- **支えてくれる家族がいる。かつ、自分が支えないといけない家族がいる**
- **あまりがんについて深刻に考えすぎない**
- **無理をせず、できるだけふだん通りの生活をしている**
- **仕事などで社会への関わりを持ち続けている**

自分が支えなければならない家族がいると、**自分に果たすべき役割や責任があると感じ、それが生きる力を与えてくれる**のです。

がんの治療は、うまくいくことばかりではありません。この女性のケースもそうであったように、治療の副作用や合併症、あるいは、後遺症などでつらい日々もあります。しかし、だからといって深刻に受け止めすぎないことも大切です。**いくら悩んでも、がんがよくなるわけではなく、むしろ心理的ストレスとなってがんを進行させてしまうおそれ**があります。

無理をせず、できるだけふだん通りに暮らすことが大切なのです。がんになると、まわりの人が気を遣い、あなたの代わりにいろいろとやってくれるようになります。結果として、仕事も休みがちになり、ほかの人があなたの仕事をするようになります。

しかし、**これでは前向きに生きる気持ちが失われ、活動性も低下**してしまいます。まわりの人に甘えず、しかし、無理はせず、できる範囲で自分の役割を果たしましょう。仕事についても、まったく同じことがあてはまります。

もちろん、個人差があり、性格の問題もありますので、自分にはここまでできないというかたもいらっしゃるでしょう。

ですから、少しずつでもいいのです。これらのポイントを頭に置いて、そこへ一歩一歩近づいていけたらいいと思います。

Q49 がんの治験を受けたい。どうすれば受けられるのか？

治験とは、新しい薬や治療法の有効性や安全性を確認して医薬品や保険診療の治療法として許可を得るために行う臨床試験のことです。

最近では、光免疫療法やｉＰＳ細胞を使ったがん治療の治験がニュースとして話題になりました。こういった話題性のある新たな治験のほかにも、数多くの治験が行われています。

治験は大きく分けて2つあり、1つが「**企業治験**」と呼ばれるもの。**薬を開発している製薬会社などが医師に依頼をして行う治験**です。治験には莫大な資金がかかりますが、新薬のために、企業がそのお金を出すものです。

もう1つが、「**医師主導治験**」と呼ばれるもの。これは、企業ではなく、**医師、あるいは学会などの研究チームが自ら企画提案して行うものです。**製薬企業があまり興味を示さないにもかかわらず、実際の臨床の現場では必要性の高い医薬品などの有効性を証明したり、あるいは、海外では承認されているのに国内では承認されていない薬を、厚労省に承認申請したりするために行われます。最近では、医師主導治験の資金を、クラウドファンディングで集めることも行われています。

がん患者さんが治験を考えるのは、**「主治医から、もう使える標準治療がないといわれたとき」、「副作用などの問題で、標準治療が合わないとき」、「がんが再発したとき」**などです。

では、実際に治験を試したいとなったら、どのようにして探したらいいのでしょうか。

また、どうやったら参加できる糸口は見つかるのでしょうか。

まず、探し方については、いくつか方法があります。

①主治医に聞く

②がん診療連携拠点病院に設置のがん相談支援センターなどに相談

③自分で探す

自分で探す場合には、いくつか治験を検索できるウェブサイトがありますので、これで検索することになります。その代表として、**「臨床研究情報ポータルサイト」**を挙げておきましょう（https://rctportal.niph.go.jp/）。

これは国立保健医療科学院が運営するサイトで、大学病院医療情報ネットワーク研究センターなどの4つの登録センターに登録された臨床研究の情報を横断的に検索できる、非常に便利なサイトです。すい臓がんや大腸がんなどの病名や薬の名前を入力すれば、臨床試験などの情報を瞬時に得ることができます。

募集や試験を終了したものや、まだ募集の開始されていないものなども含まれているため、そういった情報を除外する必要がありますが、非常にたくさんの治験の情報を得られることは確かです。

自分で探す際の問題点は、**自分がその治験の参加基準を満たすかどうかわからないケースが多い**点です。そういうときは、問い合わせ先が記載されていますので、**直接、連絡して確認をとる**ことが大事です。

実際には、なかなか条件の合う治験がヒットしないことも多いのですが、それでも探してみる価値があると思います。

もちろん、治験にも、メリットとデメリットがあります。

治験に参加すれば、**今後、標準治療となる可能性のある新しい治療薬、治療法を受けるチャンスを得る**ことができます。標準治療が終了し治療法がなくなった患者さんにとっては、1つの希望となります。

一方、デメリットとしては、**限られた施設でしか受けられない（主に大学病院などのがん診療拠点病院でしか受けられない）**点や、**思わぬ副作用のリスク**がある点があります。

とくに臨床試験の最初の段階である「第一相試験」では、副作用の出るリスクが高くなっています。また、あくまでも試験的な治療なのですから、効果が必ずあるとは限らないということも前もって弁《わきま》えておく必要があるでしょう。さらに、ランダム化比較試験（第三相試験）の場合、目的の薬（治療）と比較するために設けられたプラセボ群のグループに割り当てられる可能性もあります。

こういうデメリットもあることを知ったうえで、やはり試してみたいというかたにはお勧めしたいと思います。

Q50 手術が不可能なステージ4でもあきらめない。手術が可能になる方法はあるのか？

がんが遠く離れた部位や腹膜などに転移している場合、ステージ4にあたり、手術の対象にはなりません。このような切除不能ながんに対しては、ほとんどの患者さんが全身化学療法、すなわち、抗がん剤治療を受けることになります。こうしたケースでは、がんの「根治」よりも、「がんの進行を遅らせる」ことや、「症状を緩和する」ことが主な目的でした。

しかし最近、強力な抗がん剤により、転移したがんが消えたり、がんが縮小し、切除手術が可能となる症例が出てきました。

手術不能だったがんが、抗がん剤により切除可能になった場合に行われる手術のことを、**コンバージョン手術**（**conversion surgery**）と呼びます。元々、根治目的ではなかったものが、方針を転換（コンバージョン）して行われる手術です。**コンバージョン手術でがんが切除できれば、さらに生存期間が延びることが期待**できます。

胃がんを例にとってお話ししてみましょう。

転移をともなう進行胃がんによる死亡者数はいまだに多いのですが、このステージ4の胃がんに対して有効なのが新たな抗がん剤治療で、**modified DCS（mDCS）療法**といいます。ドセタキセル、シスプラチン、S-1という3剤の抗がん剤を併用する療法です。日本で、このmDCS療法の安全性と有効性を調べる第二相臨床試験の結果が報告されています。

対象は切除不能の胃がん患者さん43人。このうち、41人は遠隔転移（リンパ節、腹膜、肝臓、骨、肺、副腎など）があり、2人は周囲の臓器へ直接浸潤していたために、切除不能と診断されていました。mDCS療法（1〜15コース、中央値5コース）を行ったのち、安全性（副作用）、および、有効性（奏功率、無再発生存、全生存）を評価しました。結果は——

●全体の**奏功率（薬の効果が現れた患者さんの率）は79・1%**で、非常に高率でした。うち、**完全寛解が2例（4・7%）、部分寛解（部分的にがんが縮小）が32例（74・4%）**もありました。

●43例中、**15例（34・9％）は遠隔転移の消失、または、ダウンステージング（例えば、ステージが4→3に下がる）により、根治的なコンバージョン手術が可能**となりました。

●**再発のない生存期間の中央値（その集団において50％の患者さんが亡くなるまでの期間）は350日、全生存期間の中央値は722日**でした（観察期間中央値429日）。

このように、新たな抗がん剤治療によって、コンバージョン手術が可能になり、生存期間が延びる可能性が示されています。

中国でも同様の大規模研究があり、ステージ4の胃がん患者のうち、抗がん剤治療を受けた863人中、95人がコンバージョン手術ができました。その結果、**全体の生存期間の中央値は、およそ27カ月、つまり2年以上、**ということになります。生存曲線からは、**5年以上にわたって生存している患者さんもいる**ことが予想されます。

胃がんに限らず、強力な抗がん剤が出てきたことで、今後、ますますコンバージョン手術が可能となる患者さんが増えていくと考えられます。

たとえステージ4のがんであっても、あきらめず、希望を失わずに、前向きに治療を受けていただければと思います。

6章

部位別がんの最新情報・知っておきたいこと

Q51 乳がんを予防・改善するには、どんな食事パターンが勧められるのか？

日本では、年々、乳がんの患者さんが増えています。乳がんのリスクを高める要因の1つとして、食生活が関係するといわれています。どういった食事が乳がんになりやすいのでしょうか？

乳がんについて、パンや牛乳、チーズなどの乳製品、あるいは、大豆食品が悪いといった情報もあります。こういった情報は、100％間違いではありませんが、科学的根拠に基づいた正しい情報ともいえません。例えば、「パンと牛乳」をとらない人は乳がんにならないのかというと、そんなわけはありません。

がんを予防するために肝腎なのは、**「この食べものは絶対にダメ」、「この食べものを食べていれば大丈夫」ということではなく、ふだんとっている食べもの全体のバランス**です。そのバランスを考えるとき、鍵となるのが食事パターンという考え方です。

長寿の国や長寿地域の代表的な食事パターンとしては、例えば、地中海食や和食が挙げられます。

一方、がんを含めて慢性疾患のリスクを高める食事としては、西洋スタイルの食事があります。

それでは、乳がんになりやすい食事パターンというものはあるのでしょうか？

２０１６年に報告された、日本人４万９５５２人を対象としたＪＰＨＣスタディという大規模研究を見てみましょう。調査にもとづいて、食事を、**「健康的な食事パターン」**、**「西洋型食事パターン」**、**「伝統的和食パターン」**の３つに分類しました。

健康的な食事パターンの人では、野菜、フルーツ、大豆食品、いも類、海藻、きのこ類、および魚の摂取量が多くなっていました。

西洋型食事パターンの人では、パン、肉、加工肉、乳製品、スープ、コーヒー、清涼飲料水、紅茶、ソース、マヨネーズ、およびドレッシングの摂取量が多くなっていました。

伝統的和食パターンの人では、魚以外のシーフード、脂ののった魚、赤身の魚、塩漬けの魚、鶏肉、および漬物の摂取量が多くなっていました。

この３つの食事パターンと乳がんの発症リスクとの関係を、平均で14・6年間追跡し調べたのです。

結果は、食事3パターンのうち、**西洋型食事パターンでは、乳がんの発症リスクが32%増加**していました。とくに、**西洋型の食事パターンの傾向が最も強い人では、乳がんのリスクが83%も増加**していました。

乳がんの約70%は、女性ホルモン（エストロゲン）に依存して成長するがんです。ホルモンを受け取る受容体の状態から分析すると、**西洋型の食事パターンでは、このホルモン依存性の乳がんのリスクが2・5倍にまで上昇**していました。一方で、**健康的な食事パターン、および、伝統的和食パターンでは、乳がんの発症リスクの上昇はみられません**でした。

以上のようなデータから、西洋型の食事パターンが、日本人における乳がん（とくに女性ホルモンに依存して生じる）のリスク上昇と関連していたという結論になっています。

西洋型の食事パターンのグループでは、ほかのグループよりも、パン、肉、加工肉、乳製品などを多く摂取しているわけですが、ここから、パンだけが悪いとか、肉だけが悪い、あるいは、乳製品だけが悪い、ということはいえません。

昔ながらの伝統的な和食に比べて、**西洋から入ってきた食べものを日常的により多く摂取することで、乳がんのリスクが高くなる可能性がある**と考えられます。

なお、乳製品（牛乳など）と乳がんの関連については、発症や再発リスクを高めるとする見解や、減少させるという逆の見解もあり、一致した見解はなく非常に混乱しています。

ただ、**高脂肪の乳製品が乳がん再発のリスクを上げる**というデータはありますので、そのへんが勝手に拡大解釈され、乳製品が乳がんと強く関連付けられてしまったところがあるのかもしれません。

その一方、乳製品は、カルシウムやビタミンDといった栄養素の補給手段として有効であるため、乳製品が乳がんのリスクを減らすという報告も出されています。

現在までのエビデンスのしっかりした研究を見る限り、**（高脂肪のもの以外の、通常の）乳製品が乳がんの発症や再発のリスクを上げるという報告はありません。**その点では、むやみに心配する必要はないといってもよいでしょう。最初にもふれた通り、バランスよく食べることが最も大事なのです。

Q52 乳がんの再発・転移を防ぐために食べたほうがよいものは？

乳がんは、世界的に最も多くの女性が悩まされている悪性腫瘍です。一部の乳がん患者さんは、手術や抗がん剤による治療後も再発の危険にさらされるため、長期にわたってがん再発を防ぐ治療や生活が必要となります。多くの研究により、さまざまな食品が乳がんの発症や進行を防ぐことがわかってきました。

しかし実際には、乳がんの再発を防ぐためのエビデンスに基づいた食事（栄養）に関するガイドラインはいまだありません。

そこで、ここでは、海外の栄養学の雑誌に載った論文から、乳がんの再発を防ぐために役立つ7つの食品・食材を紹介しましょう。

●オリーブオイル

がんの予防効果があることは古くから知られていましたが、最近では、エキストラバージンオリーブオイルから抽出された**「オレオカンタール」**という成分が、**がん細胞だけ**

を選択的に細胞死に導くという報告があり、その抗がん効果が注目されています。また、2015年に発表されたスペインでのランダム化比較試験では、**エキストラバージンオリーブオイルを補った地中海食を食べていると、乳がんの発症リスクがおよそ70％も低下**したという結果が出ています。

●タマネギ

野菜や果物などの植物中に存在する天然の化学物質（ファイトケミカル）には、がんを予防したり、進行を抑える作用をもつものがあります。なかでもタマネギに多く含まれる**ケルセチン（ポリフェノールの一種）は、高い抗がん作用をもつ**ことが報告されています。また、タマネギの有効成分である**硫化アリルやイソチオシアネートにも強力な抗がん作用**があります。

さらに最近、日本の研究者によって、タマネギから分離した**天然化合物Onion A（ONA）に、がんを抑制する作用**のあることが発見され、注目を集めています。卵巣がんは、女性のがんのなかでも予後の悪いがんですが、この成分には**卵巣がんの成長を抑制する作用がある**ことがわかってきました。

●ブロッコリー

ブロッコリーやブロッコリースプラウトに含まれる**スルフォラファンには、強力な解毒作用と抗酸化作用**があり、**肺がんをはじめとした種々のがんに対する予防効果があることが証明**されています。

●リンゴ

フルーツを多くとる人では、乳がんのリスクが低下することが証明されていますが、リンゴと、次の柑橘系フルーツには、**フラボノイド（植物の色素や苦みの成分、ポリフェノールの一種）が豊富に含まれており、がん予防効果**が期待できます。

最近では、フルーツのなかでもとくに**リンゴを摂取することが、乳がん発症のリスク低下につながる**という研究報告があります。

●柑橘系フルーツ

リンゴと同様、**フラボノイドが豊富に含まれるため、抗がん作用**が期待できます。また**抗酸化作用の高いビタミンCやカロテノイド（植物の赤や黄色の色素成分）も含まれる**ため、がん患者さんにとって理想的な食品です。

2013年に行われたメタ解析によると、**柑橘系フルーツを多く食べることによって、乳がんのリスクが10％低下**すると報告されています。

●緑茶

緑茶の乳がんに対する影響については、発症率の減少がみられたとする研究と、関連を認めなかったとする研究があり、結論はでていません。しかし、緑茶に含まれるカテキン等のポリフェノールには抗酸化作用があり、とくに**エピガロカテキンガレート（EGCG）には、乳がんを含むさまざまながんに対する抗腫瘍効果**が報告されています。

●大豆食品（豆乳や豆腐）

適量の**イソフラボン**には乳がんの予防効果があるため、**中等量（1日5～10g程度）**の発酵していない**大豆食品（豆乳や豆腐）の摂取は、乳がんの再発リスクを低下**させることが期待できます。実際に、**乳がんの診断後の大豆イソフラボンの摂取は、再発率および死亡率を低下**させるとする研究報告が多数出されています。

これら7つの食品・食材には、紹介の通り、多くの抗がん作用が期待できます。乳がんの再発・転移を防ぐため、毎日の食事にできるだけ取り入れるようにしてみましょう。

Q53 子宮がんの予防に大切な検診。年代別のお勧め検査は？

子宮がんは、子宮頸部にできる「**子宮頸がん**」と、子宮体部にできる「**子宮体がん**」に分類されます。

それぞれについて、予防や検診のポイントを中心に解説しましょう。

子宮頸がんは、子宮の入り口の子宮頸部にできるがんで、**30代後半から40代前半と、若い女性に多く見られます。**年間におよそ1万人が罹患。子宮頸がんのほとんどは、ヒトパピローマウイルス（ＨＰＶ）というウイルスの感染が原因です。ＨＰＶは、性交渉によって感染するウイルスで、性交渉経験のある80％以上が、50歳までに感染するとされています。

早期発見すれば、治療しやすく予後のよいがん（ステージ1の5年生存率93・3％）ですが、進行すると治療が難しくなるため（ステージ4では25・1％）、早期発見がとても大事です。初期の段階では、それとわかる症状はほとんど出ないため、検診をしっかり行っていく必要があります。

子宮体がんは、子宮体部に発生するがんです。**40代後半から増加し、50～60代の患者数が最も多く**なります。近年、日本の女性に増えているがんの1つです。子宮体がんは、エストロゲン（卵胞ホルモン）という女性ホルモンが過剰に分泌されることが大きな原因とされています。

初期に発見されれば、予後は良好（ステージ1の5年生存率92・1％）ですが、進行がんになると、予後がよくありません。ステージ4では、5年生存率が21％まで下がってしまうからです。このため、子宮頸がんと同様、早期発見に努める必要があります。

子宮体がんも、初期には目立った症状がありません。不正出血やおりものなどの異常があったときには、早めに婦人科を受診し、子宮頸がんだけでなく、子宮体がんの検査も受けることをお勧めします。

続いて、年代別に、どんな検査・検診がすすめられるか、ポイントをお話ししてみましょう。

まず、20～30代の女性では、**子宮頸部細胞診検査**です。

子宮頸がんの発症リスクは20歳代から高まり、30〜40歳代で発症のピークを迎えます。

このため、**20代から定期的に子宮頸がん検診（子宮頸部細胞診検査）を行っていくといい**でしょう。

次に、40代女性です。40代以降になると、男女共通で発症しやすくなるがんの検査も行っていく必要性が出てきます。それらの検査についても、ここでフォローしておきます。

①子宮頸部細胞診検査・子宮内膜細胞診検査②マンモグラフィー・乳腺エコー ③胸部CT検査（とくに喫煙者）、または、胸部X線検査 ④ピロリ菌の検査（陽性ならば胃内視鏡検査）⑤大腸内視鏡検査

40代では、子宮頸部細胞診検査に加えて、子宮内膜の細胞診検査を受けることをお勧めします。**40代後半から、子宮体がんの発症率が上昇しますので、子宮内膜のチェックをしておくとよい**のです。

マンモグラフィー検査は、乳がんの初期症状である微細な石灰化や、小さなしこりなどを画像として捉《とら》えることができます。

ただ、若いかたに多いのですが、マンモグラフィー検査で**「高濃度乳房（デンスブレスト）」といわれた人は、がんが見落とされる**可能性があります。任意型の乳がん検診では、**マンモグラフィーに加えて、乳腺エコーを追加**することをお勧めします。

肺の検査については、喫煙者や、家族や職場でたばこを吸っている人がいて、副流煙にさらされている人は、とくに受けておくことが大切です。**胸部ＣＴ検査**は、従来のＸ線検査に比べて、肺がんをより早期に発見でき、その結果、肺がんによる死亡率を低下させるということがわかっています。

ピロリ菌は、胃がんの最大の原因ですから、第一に、ピロリ菌がいるかいないかの確認が大事です。

検査法は、呼気や血液、尿、便を使うものなど、さまざまありますが、胃内視鏡検査もその1つ。もし内視鏡検査以外の検査でピロリ菌陽性の判定が出たら、胃内視鏡検査を改めて受けてください。

お近くの医療機関のうち、できれば内視鏡検査のできる消化器内科で検査することが望ましいでしょう。

大腸がんのリスクが高くなる40歳をすぎたら、早めに一度は、人間ドックなどで大腸内視鏡検査を受けることをお勧めします。その結果、もしポリープなどがまったくない場合、大腸がんの発生するリスクは低いため、**しばらくの間（5年間）検査を受けなくてよく**なります。

一方、**がんになる可能性がある大きなポリープやたくさんポリープのあるかた、あるいは、顕微鏡の検査でがんに近いポリープ（腺腫）**が見つかったかたは、その後も**2〜3年おきに定期的に内視鏡検査を受け**、がんの早期発見に備えてください。

次に、50代女性。

①子宮がん検診　②マンモグラフィー　③胸部CT検査（とくに喫煙者）、または、**胸部X線検査　④腹部超音波（エコー）検査　⑤胃内視鏡検査　⑥大腸内視鏡検査**

60代女性は、50代と同じセットになります。

次頁に、男女別・年代別のがん検診の推奨できるセットを載せておきます。みなさんが検査を受ける際の参考にしていただければ幸いです。

男女別、年代別、勧められる検査・検診リスト

女性	20〜30代	①子宮頸部細胞診検査
	40代	①子宮頸部細胞診検査・子宮内膜細胞診検査 ②マンモグラフィー・乳腺エコー ③胸部CT検査（とくに喫煙者）、または胸部X線検査 ④ピロリ菌の検査（陽性ならば胃内視鏡検査） ⑤大腸内視鏡検査
	50〜60代	①子宮がん検診 ②マンモグラフィー ③胸部CT検査（とくに喫煙者）、または胸部X線検査 ④腹部超音波（エコー）検査 ⑤胃内視鏡検査 ⑥大腸内視鏡検査
男性	40代	①ピロリ菌の検査（陽性ならば胃内視鏡検査） ②胸部CT検査（とくに喫煙者）、または胸部X線検査 ③大腸内視鏡検査
	50代	①胸部CT検査（とくに喫煙者）、または胸部X線検査 ②腹部超音波（エコー）検査 ③胃内視鏡検査 ④大腸内視鏡検査
	60代	①胸部CT検査（とくに喫煙者）、または胸部X線検査 ②腹部超音波（エコー）検査 ③胃内視鏡検査 ④大腸内視鏡検査（⑤PSA検査）

＊前立腺がんの発症は、60歳以降、高齢になるにつれ徐々に増えていきます。
PSA検査を受け、前立腺がんについて一度チェックしておくといいでしょう。

Q54 大腸ポリープはがんになるのか？

大腸ポリープとは、大腸の内側の粘膜がイボのように盛り上がったもの。この大腸ポリープにはいろいろな種類があり、放っておいても大丈夫な、完全に良性のものや、すでにがんの潜んでいるもの、あるいは、将来、成長してがんになるリスクの高いものもあります。

大腸ポリープの8割を占める、「**腺腫**《せんしゅ》」と呼ばれる良性腫瘍は、前がん病変と考えられており、**大きくなると悪性化してがんになる可能性**があります。つまり、少なくとも**大腸ポリープの一部は、やはり、がんになる**ということです。

では、どういった大腸ポリープががんになりやすいのでしょうか。

がんになりやすい大腸ポリープの特徴は、**サイズが大きい**ということ。一般的に、腺腫が大きくなればなるほど、がん化するリスクが高くなります。

このため、現在、6㎜以上のポリープは切除することが推奨されています。

大腸内視鏡検査（大腸カメラ）を行い、大腸ポリープが見つかった場合、組織の一部を採取して、顕微鏡検査をすることができますし、腺腫に関しては、ポリペクトミー（内視鏡での切除）が可能です。

このように腺腫を見つけて切除したり、くりかえし検査をするということで、多くの大腸がんを予防、あるいは、早期に発見することができます。

ポリープを切除することで大腸がんにかかるリスクが減ることを示した、日本の研究を紹介しましょう。

大腸内視鏡検査で良性のポリープが発見された648人を対象として、ポリープを切除した人たち136人と、切除しなかった人たち512人に分けて、その後の大腸がんの発生について追跡しました。

ポリープを切除しなかったかたたちの、大腸がんの発生リスクは、**一般のおよそ5倍**になっていました。

そして、**ポリープを切除することによって、その発症リスクは、およそ70％も低下し**たということがわかりました。

このように、**大腸の内視鏡検査を受けて、将来がんになりそうなポリープを切除すれば、大腸がんのリスクを大幅に減らせる**ことが示されたのです。

というわけで、**40歳をすぎたら、症状がなくても、人間ドックやがんドックなどで、一度は大腸内視鏡検査を受けることをお勧めします。**

一度調べて、ポリープがなかったとすると、大腸がんになるリスクはかなり低いと考えられますので、しばらくの間（5年）、検査を受けなくてよいと考えられます。

逆に、大きな腺腫、たくさんの腺腫がある場合、あるいは、顕微鏡検査でがんに近い腺腫が判明した場合、大腸がんになりやすいことがわかっているわけですから、**その後も、2〜3年おきに定期的な内視鏡検査を受けることで、早期にがんを発見**できます。

大腸内視鏡検査は肛門からカメラを入れるので、なかには、恥ずかしいと思われるかたもいらっしゃるでしょう。

また、「検査に痛みが伴ったりするのでは？」と、ちゅうちょされているかたもいるかもしれません。

しかし、恥ずかしがることはありません。

以前手術を受けていたり、大腸に癒着などがあったりすると、痛みが出るケースがありますが、実際に体験してみると、ほとんどの場合、「思ったよりきつくなかった」というかたが大半です。

また、検査のため、下剤を2ℓ飲む必要がありますが、これがきついという人もいます。確かに楽ではありませんが、**下剤でおなかを空っぽにすると、おなかの中がリセットされて、その後便通がよくなる**といった効用もあります。

何事も経験してみることが大切。

そう考えて、大腸内視鏡検査を受けてみるのもいいのではないでしょうか。

くりかえしになりますが、大腸がんが心配なかたや、40歳を超えたかたには、ぜひ一度大腸内視鏡検査をお勧めしたいと思います。

Q55 大腸がんでも長生きするために、再発を防ぎ生存率を高める食品は？

大腸がん患者さんが増加し続けています。日本における最新の統計でも、年間15万人近くが大腸がんと診断され、5万人ほどの人が亡くなっています。大腸がんの再発を防ぎ、長生きするためには、何を食べたらよいでしょうか。

近年の大規模研究の報告に基づきながら、大腸がんでも長生きするために役立つ、5つの食品、栄養素を紹介します。

●海洋性オメガ3脂肪酸

健康によいとされる脂質の1つであるオメガ3脂肪酸には、植物由来と海洋由来の2タイプがあります。このうち海洋性を大腸がん診断後に多く摂取すると、がん再発率、がん死亡率、および、全死亡率が低下すると報告されています。1659人の大腸がんの患者さんを対象とした臨床試験では、**ほとんどとらない人に比べて、たくさん海洋性オメガ3脂肪酸をとる人は、40％も死亡リスクが低下**していました。

海洋性オメガ3脂肪酸は、主に**脂がのった青魚（マグロ、イワシ、サンマ、サバ、カツオなど）**に多く含まれます。魚はさばいたり、料理するのがめんどう……というかたには、魚の缶詰もお勧め。海外の研究によれば、魚の缶詰の摂取量が**週に1個以下のグループに比べて、1〜2個のグループでは大腸がんのリスクが19%、さらに2個以上のグループでは34%も低下**していました。

●ビタミンD

ビタミンDは、現在では、ビタミンというより、むしろホルモンと考えられるようになっています。これは、いわば、抗がんホルモンなのです。術前及び術後において、**ビタミンDの血中濃度が高い人は、低い人に比べて、生存期間が長くなる**ことがわかっています。転移のある大腸がん患者さんを対象としたランダム化比較試験において、**高容量のビタミンDのサプリメントは、生存期間を有意に延長した**という報告があります。

ビタミンDは、**脂が多い魚（サケ、マグロ、サバなど）の身や、魚の肝油**に多く含まれています。同時に、**日光に当たることも、体内のビタミンD濃度を維持するために必要**です。また、天然の食材からだけでは足りない場合、サプリメントで補うことを考えてもよいでしょう。

●**マグネシウム**

大腸がん患者さんを対象として、食事内容を調査した研究によると、マグネシウムの摂取量が多い人では、少ない人に比べて生存率が高くなっており、**とくに血中のビタミンD濃度がじゅうぶんで、かつ、マグネシウムをしっかりと摂取している患者さんでは、死亡リスクがおよそ50%も低下**していました。マグネシウムが豊富に含まれる食品は、**海藻類、豆類、ナッツ、野菜、魚介類、未精製の穀物**など。私たちがふだんよく食べているものにはだいたい含まれています。

●**食物繊維**

大腸がん患者さんの食事と死亡リスクとの関係を調査した研究では、診断後に、より多く食物繊維をとることで、生存期間が長くなることがわかっています。1575人の大腸がん患者さんを対象とした研究によると、**1日の食物繊維の摂取量が5g増加するにつれて、大腸がんによる死亡率が22%ずつ低下**していたとのことで、**全死亡率も14%ずつ低下**していました。また、がんと診断される以前に、あまり食物繊維をとっていなかった人でも、診断後に食物繊維を多くとることで死亡率を低下させられることがわかっています。つまり、がんと診断されてからでも遅くはないのです。食物繊維は、**穀物やいも類、野菜、果物、海藻類、きのこ類、乾物**などに含まれます。

なお、食物繊維は、**術後の後遺症で腸閉塞を起こした患者さんや、腸閉塞のリスクの高い患者さんは要注意。主治医とよく相談したうえで食べてください。**

●コーヒー

コーヒーを多く飲むことによって、大腸がんの再発率が低下し、生存期間が延びることが明らかになっています。ステージが1～3の大腸がん患者さん1599人を対象としたアメリカの研究では、**コーヒーをまったく飲まない人と比較して、1日に4杯以上コーヒーを飲む人は、大腸がんによる死亡リスクが52％も低下**していました。

もちろん、これらの食品、栄養素をとっていれば、必ず生存期間が延びるというわけではありません。食事はあくまでも、体力を維持し、免疫のシステムをサポートする手段であって、がんを治す方法ではありません。このことを踏まえたうえで、おすすめの食品・栄養素をうまく活用してほしいと思います。

Q56 テレビを長時間見ていると、がんのリスクが上がるって本当か？

海外の研究で、テレビの視聴時間の長い人は、大腸がんなどさまざまながんのリスクが高くなることが報告されています。同様の趣旨で、日本でも研究が行われていますので、その研究に基づいてお話ししましょう。

9万人以上の日本人男女（40～79歳）を対象とした、JACCスタディという大規模研究です。1日に何時間テレビを見るかを調べ、その後、19年間の追跡調査を行いました。期間中に、749人が大腸がんで亡くなりました。

テレビの視聴時間と、大腸がんによる死亡リスクの関係ですが、**1日に1・5時間しかテレビを見ない人に比べて、1・5～3時間テレビを見る人は11％、3～4・5時間見る人は14％、4・5時間以上見る人では、なんと33％も死亡リスクがアップ**していました。また、**テレビを見る時間が1時間増えるごとに、大腸がんで死亡するリスクが7％増加する**とされています。

以上の結果より、海外と同様、日本人でも、長時間のテレビ視聴は、大腸がん死亡リスクを高めることになっています。同じ研究では、テレビの視聴時間が長くなると、子宮体がん、すい臓がん、肺がんなどのリスクも高くなっています。

これはテレビ視聴自体が悪いというより、テレビを見ながら横になったり、座ったままでいる時間が長くなることが影響していると考えられます。

テレビに限らず、パソコンやスマホに長時間費やし、動かずにいることも、同様のリスク上昇につながるおそれがあります。

では、なぜ、テレビを見続けたり、座り続けていることがいけないのでしょうか。

その理由としては、次の4つが要因と考えられているようです。

①座っていることによりエネルギー消費量がへり、さまざまながんの危険因子である過体重、肥満、メタボにつながる

②テレビを見る時間が増えると、視聴中に、がんの原因となる、砂糖入り飲料水やスナック菓子、ファストフードなどの不健康な食品（超加工食）の消費が増加する

③運動不足で、血糖値を下げるインスリンの効きが悪くなる

④ 運動不足で、がんの成長を促す、慢性炎症が引き起こされる

これらの要因によって、がんになりやすくなり、かつ、死亡リスクも上がってしまうと推測されています。

そもそも日本人は、世界的にも座っている時間が長い国民といわれています。世界20カ国の成人を対象に、平日の座っている時間を調べると、世界の平均が5時間なのに対して、日本人はこれを2時間上回る、平均7時間という調査結果も出ているほど。

だからこそ、私たちは、いっそう注意を払う必要があるといえるでしょう。

長時間テレビを見たり、座って過ごすと、がんのリスクが高くなるのですから、逆にいえば、**座っている時間を減らし、体を動かすことで、がんのリスクを下げることができるはず**なのです。

例えば、座るなどしてできる筋トレとして、私は、「**寝ながら筋トレ**」を推奨しています。みなさんも、ぜひお試しになってみてください。

寝ながら足上げ

体の左側が床につくように、両足を伸ばして横になり、左手で頭をささえる。右手は体の前についてOK

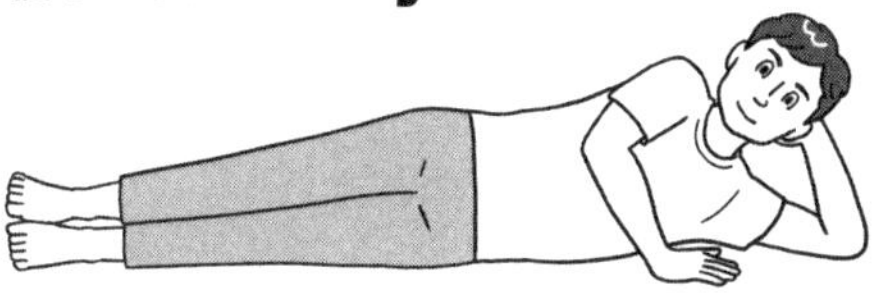

足を伸ばしたまま、右足を上げられるところまで持ち上げたら、5秒キープし、ゆっくりと戻す。10回くりかえす。これを1セットとして、2～3セット行う。左足も同様に行う

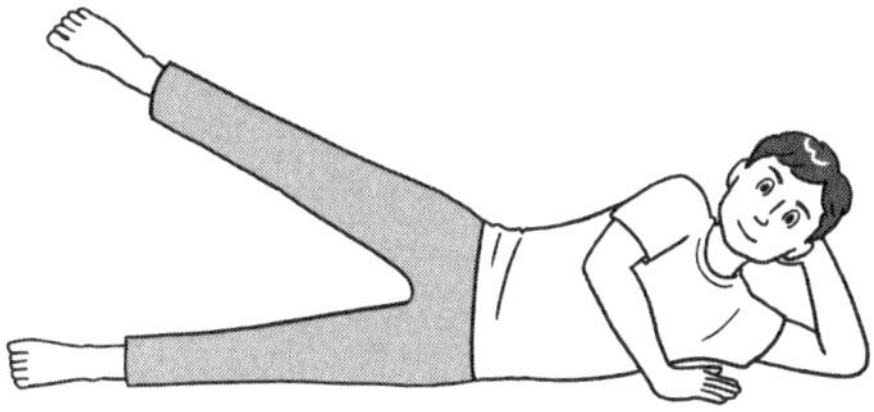

＊運動中は息継ぎを行い、息をとめないようにする

寝ながらお尻上げ

両足を伸ばして
あおむけに寝る

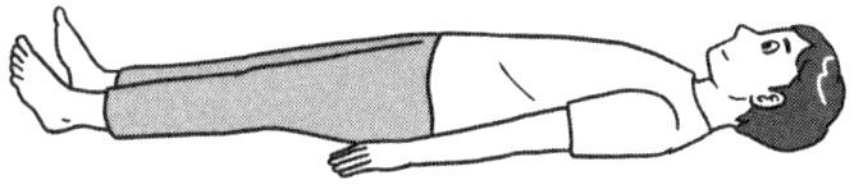

ひざから肩が一直線になるまで、ゆっくりとお尻を上げていき、5秒キープしたあと、ゆっくりとお尻をおろす。10回くりかえす。これを1セットとして、2～3セット行う

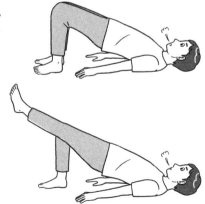

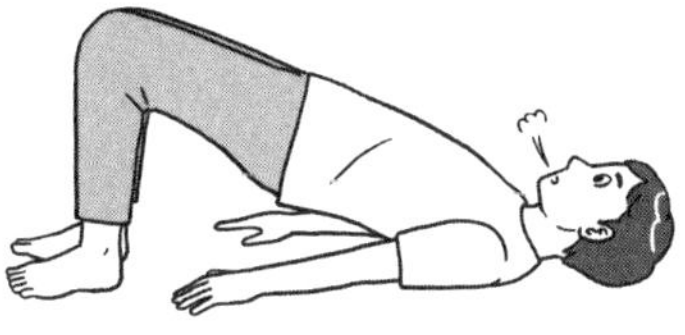

より負荷をかけたい場合、片足だけを真っすぐに伸ばしながらお尻を上げていくとよい

Q57 肺がんを防ぐ食品とは？

日本では、男女ともに肺がんにかかるかたが増えています。現在、肺がんによる死亡者数は、年間およそ7万5000人と推定され、男女合わせるとがんの部位別死亡者数の1位になります。

肺がんの治療法は、免疫チェックポイント阻害薬などの導入によって年々進歩していますが、進行したステージで発見された場合には、依然として根治の難しいがんです。だからこそ、まずは予防、もしくはぜひ早期発見したいがんの1つとなっています。

肺がんの最大の原因は、ご存じのとおり**「喫煙」**です。**たばこを吸わないことが最も基本的な肺がんの予防法**になりますが、ただ、一度もたばこを吸ったことがない人にも肺がんはできます。

意外に思われるかもしれませんが、**多くの疫学研究の結果、肺がんの発症リスクには、食べものが関係している**ことがわかってきました。そこで、肺がんの予防効果が期待できる食べものを3つ紹介します。

●アブラナ科の野菜

アブラナ科野菜とは、**ブロッコリー、カリフラワー、キャベツ、大根、小松菜、白菜、チンゲン菜、芽キャベツ、ケール**など。

アブラナ科野菜には、**スルフォラファンという抗腫瘍効果のある成分**が含まれていま す。この成分にがんの発症や死亡リスクを低下させる効果のあることがわかっており、とくに、肺がんのリスクを低下させることが判明しています。

45〜74歳までの喫煙していない日本人男性8万2330人を対象とした大規模な前向き研究では、アブラナ科野菜(キャベツ、大根、ブロッコリー、小松菜など)の摂取量と、およそ15年間にわたる観察期間中の肺がんの発症リスクとの関係を追跡調査しています。

その結果、アブラナ科野菜を多く食べていた人では、肺がんのリスクが大きく低下していました。とくに**一度もたばこを吸ったことのない人では、51%もリスクが低下**していたとのこと。アブラナ科野菜は、**とくに非喫煙者にとって、肺がんの予防に有効**な食べものなのです。

また、中国の研究では、肺がん細胞、および、マウスの肺がんモデルにおいて、スルフォラファンを投与すると腫瘍の成長が抑制される、つまり、**肺がんの治療にも効果のある可能性**が示されています。

●大豆食品

Q22・23で、みそなどの大豆食品に含まれるイソフラボンが、さまざまな種類のがんのリスクを減らすことをお話ししました。

最近の研究では、大豆食品が肺がんのリスクを低下させることが示されています。

過去に報告された日本と中国の前向き研究を集めて解析した論文で、40〜74歳までの一度も喫煙したことがない人（合計14万7296人）を対象として、大豆食品の摂取量と肺腺がんの発症リスクとの関係を調査しました。

すると、**大豆食品を最も多く摂取するグループでは、最も少ないグループに比べて、肺腺がんのリスクが22％低く**なっていました。たばこを吸わない人は、大豆食品を多くとることで、肺腺がんの予防効果を高められると考えられます。

●ヨーグルト

ヨーグルトには、腸内環境を整えて、免疫システムを強化する作用がありますが、じつは、肺がんのリスクも低下させることが疫学調査から明らかとなっています。

アメリカ、ヨーロッパ、およびアジアから報告された10件の集団研究から、60万人以上の男性と80万人以上の女性を対象として、ヨーグルトと食物繊維の摂取量と肺がんの発症リスクとの関係を調査しました。

その結果、**ヨーグルトをたくさん摂取するグループ（1日23g程度）では、ヨーグルトを摂取しないグループと比べ、肺がんのリスクが19%低下**していました。さらに、**ヨーグルトをたくさん食べ、かつ、食物繊維も多く摂取するグループでは、33%も肺がんのリスクが低下**していたのです。

ヨーグルトは、食物繊維と同時にとることで、肺がんを防ぐ効果をより高めることが期待できます。

アブラナ科の野菜や、大豆食品、ヨーグルトは、いずれもふだんの食事で取り入れやすいものばかりです。ぜひ毎日の献立に取り入れてみてください。

Q58 がん手術前の準備。呼吸訓練によって術後の肺炎を減らせる？

がんの手術後の合併症として代表的な疾患が肺炎です。肺炎は、どのような手術の後でも起こり得ますが、とくに、肺がんや食道がんなどの手術後に多くみられます。また、何らかの慢性の呼吸器疾患を抱えた患者さんでは、さらにリスクが高まります。ひとたび肺炎が重症化した場合には、命を落とすこともしばしば。

この術後の肺炎や、その他の呼吸に関連する合併症を減らすために、手術前からできることがあります。それが、呼吸訓練（呼吸筋のトレーニング）です。

呼吸訓練は、自宅でもできますし、空いた時間にできますので、必要な方にはぜひ術前にやってほしいのです。

なかでも、**慢性の呼吸器疾患、とくにＣＯＰＤ（慢性閉塞性肺疾患）がある人や、たばこを吸っていた人、呼吸機能（肺活量など）が低下している患者さん**では、術前の呼吸訓練が非常に有効です。

肺がんや食道がん、あるいは頭頸部がんの手術では、術後に肺炎などの呼吸器に関連した合併症が増えます。このため、呼吸訓練によって、こういった合併症を未然に防ぐことが重要です。

高齢（70歳以上）のがん患者さんでは、肺の病気がなくとも、概して呼吸機能が弱っていることが多いので、積極的に呼吸訓練を行うことが勧められます。

実際、**呼吸訓練を取り入れたプレハビリテーションによって、肺がんの術後に肺炎などの呼吸器関連の合併症がおよそ半分に減った**という報告もあります。

呼吸訓練の方法としては、**腹式呼吸、口すぼめ呼吸**などがあります。また、より効率よく呼吸筋を鍛える方法として、**呼吸訓練機**を使うこともお勧めしています。呼吸訓練のための器機は、インターネットでも購入できます。

とくに、COPDといわれたことがある人や、長年喫煙を続けていた人は、ご自分の肺の機能について主治医に確認し、呼吸訓練が必要かどうかを相談してください。

ご高齢の患者さんは、とくに主治医に言われなくても、肺炎などの呼吸に関連した合併症を予防するために、自分から率先して訓練を始めていいのです。

Q59 すい臓がんを防ぐ食事、食品とは？

すい臓がんは、とても予後の悪いがんです。手術をしても、再発・転移することが多く、5年生存率も、一般的には10％以下にとどまっていますので、すべてのがんの中で、最も治療が難しいがんといってもよいでしょう。加えて、すい臓がんはそもそも発見されにくいがんで、自治体による「すい臓がん検診」もありません。このため、まずは、すい臓がんにかからないよう、日頃から予防に努めることが大切です。

では、その予防に役立つ食事法や勧められる食品、栄養素には、どんなものがあるでしょうか。

●糖質制限食

糖質制限食は、「米、小麦粉、いも、砂糖などに多く含まれる糖質をなるべくとらないことで、血糖値を上げない（あるいは、血糖値の上昇をゆるやかにする）食事療法」です。ダイエット法として、糖質制限を実際に試されたかたも多いでしょう。

最近では、がんの予防や治療にも糖質制限がいいのではないかという議論がなされています。とくに肥満が原因の1つとされるがん、**大腸がん、すい臓がん、子宮内膜がん**などに対する有効性が検討されています。

アメリカ人9万5962人を対象として、糖質制限食とすい臓がんとの関連を調べた大規模な前向き研究があります。この研究では、食事内容について詳しく調査し、平均でおよそ9年間、追跡調査を続け、食事とすい臓がんの発症リスクとの関係を解析しました。期間中、全体で351人の人がすい臓がんと診断されました。

すると、**最も厳しく糖質制限をしていたグループでは、最も糖質制限をしていなかったグループに比べて、およそ40%もすい臓がんのリスクが低かった**のです。さらに糖質制限食であれば、他にどんなタイプのたんぱく質（動物性や植物性）、あるいは、脂質をとっていても、いずれも、すい臓がんのリスク低下に役立つとされています。糖質制限食はすい臓がんの予防に有効である可能性が高いと結論付けています。

とくに、**糖尿病の患者さんなど、すい臓がんのリスクが高い人にとっては、糖質制限食が1つの予防策になりそう**です。

一方で、糖質制限には、リスクも報告されています。

例えば、最近の日本人での研究によれば、**動物性のたんぱく質や脂質を多量に摂取する糖質制限食により、全体の死亡率が高まる**という結果も出ています。

つまり、糖質を減らしても、かわりに肉ばかり食べていると、体にあまりよくないのです。何事もほどほどがいい、ということなのでしょう。

私は、がんを予防したいというかたや、がん患者さんで治療が一段落して、食事療法を考えておられるかたに、**ゆるい糖質制限**をお勧めしています。

具体的には、ごはんやパン、めん類などの主食を減らし、たんぱく質や脂質を多く含むおかずをしっかりとることになりますが、いきなり極端に糖質を制限するのではなく、まずは、**今までの主食を3分の1だけ減らす、続いて、大丈夫なら半分に減らす**といった感じで、ゆっくりと進めていくのがよいでしょう。**3食ともご飯を食べている人は、1食分だけごはんを抜いて、その分、豆腐などのおかずを食べる**といった具合です。

●**アブラナ科の野菜**

ブロッコリーやキャベツといったアブラナ科の野菜は、抗がん作用があることで知られています。

アメリカ・ニューヨーク州ロズウェルパークがんセンターにおいて、すい臓がん患者さん183人と、がんのない対照群732人を対象にした研究で、アブラナ科の野菜とすい臓がんの関連が報告されています。

それによると、アブラナ科野菜を多く摂取するほど、すい臓がんのリスクが低下することがわかりました。**生のアブラナ科野菜を週に1・5サービング（1サービング＝1食分）以上食べるグループでは、0・5以下のグループと比べて、40％もリスクが低下**していました。

さらに、**肥満傾向があり、タバコを吸っていた男性では、50％以上もリスクが低下**していました。肥満も、喫煙も、すい臓がんの危険因子です。つまり、**すい臓がんのリスクの高い人ほど、予防効果が得られる可能性が高い**ということになります。

とくに、ブロッコリーの新芽である**ブロッコリースプラウトには、スルフォラファンという強力な抗腫瘍成分が豊富に含まれている**ため、サラダなどで、ぜひ活用してみてほしい食材です。

●マグネシウム

体に欠かせないミネラルの1つであるマグネシウムは、すい臓がんとも関連があることがわかってきています。

アメリカの50～76歳までの6万6806人の成人を対象とした研究では、約7年間の追跡期間中に151人がすい臓がんを発症しました。

食品、および、サプリメントからのマグネシウムの1日の推奨摂取量が、男性420mg、女性320mgとして、マグネシウム摂取量が、この推奨量を満たしていたグループと比較すると、**マグネシウム摂取量が推奨量の75%以下のグループでは、すい臓がんの発症リスクが76%も上昇**していました。

こうしたデータから、マグネシウム不足はすい臓がんの発症率を高めることがわかります。さらに、この研究では、マグネシウム摂取量とすい臓がんのリスクについての過去の疫学研究を集計し解析していますが、それによると、**マグネシウムを最も多く摂取するグループは、最も少ないグループに比べて、すい臓がんのリスクがおよそ20%低く**なっていました。

では、どの程度マグネシウムを摂取すればよいのでしょうか？

日本人の食事摂取基準（2020年版）によると、性別や年齢によって異なりますが、**男性では1日320〜370mg、女性では1日260〜290mgが推奨**されています。

実際に、日本人の栄養の摂取状況をみると、この基準を満たすほどマグネシウムを十分には摂取できていないようです。そこで、マグネシウムをたくさん含む食品を紹介しておきましょう。

まずは、海藻類です。**あおさ（青のり）**、**ひじき**、**わかめ**。これ以外にも、**こんぶ**や、**焼き海苔《のり》**にもマグネシウムが多く含まれます。

次に豆類では、**きなこ**、**油揚げ**、**納豆など大豆食品全般**です。最後にナッツ。マグネシウムが多いナッツには、**ひまわりの種**、**アーモンド**、**カシューナッツ**などがあります。このほかにも、**くるみや落花生**など、一般的にナッツには、マグネシウムが多く含まれています。

これらのマグネシウムをふくむ食品を、できるだけ毎日摂るようにこころがけましょう。

Q60 ピロリ菌と胃がんに関する3つの誤解とは？

胃がんは、日本におけるがん死亡者数の上位を占めるがんです。とくに若い人に見られる**「スキルス胃がん」**は、予後が悪いことで有名です。

ご存じのように、胃がんの最大の原因は「ヘリコバクターピロリ」、いわゆる、ピロリ菌です。**ピロリ菌を除菌することで、胃がんにかかるリスクを、およそ30〜50%減らすことが可能**です。

多くのかたは、すでにピロリ菌の検査を受けており、なかには、除菌治療を受けた人もいらっしゃるでしょう。

ただ、ピロリ菌と胃がんとの関係については、いくつかの誤解が広まっていると、私は考えています。その誤解についてまとめてみました。

●ピロリ菌検査で陰性だったら胃がんにならない

ピロリ菌検査で陰性だったとしても、安心はできません。

とくに、**胃内視鏡を使わないピロリ菌検査、例えば、血液や尿、呼気を使った検査などですが、こうした検査で陰性だっただけでは、安心はできない**のです。

過去にピロリ菌がいて、抗生剤などを飲んだ結果、たまたまピロリ菌が除菌された状態になることがあります。また、胃粘膜の萎縮が進んで、自然にピロリ菌が消えてしまったケースもあります。

このようなケースでは、やはり、胃がんになるリスクが完全になくなったわけではないのです。**とくに自然消失の場合、胃がんになるリスクが高い**とされています。

したがって、ピロリ菌が陰性であったとしても、一度は胃内視鏡検査を受けて、胃の粘膜の状態を確認したほうがいいでしょう。

検査をして、もし**「萎縮性胃炎」と診断されたら、胃がんになるリスクがあります**ので、できれば、毎年内視鏡検査を受けることをお勧めします。

●ピロリ菌を除菌したら、もう内視鏡検査を受けなくていい

ピロリ菌を除菌したら、もう安心。これで胃がんにはならない、そういうふうに思っている人がいるかもしれませんが、そうではありません。たとえピロリ菌を除菌しても、

胃がんになる可能性があります。

とくに除菌をした時点で、ある程度胃炎が進んでいた人は、胃がんのリスクが高いといわれています。

ピロリ菌を除菌しても、やはり、念のために定期的に胃内視鏡検査を受けたほうがいいのです。

●ピロリ菌を除菌すると食道がんが増えるので、除菌しないほうがいい

ピロリ菌の除菌によって、胃酸が増えるので、逆流性食道炎になりやすくなるといわれています。そして、**逆流性食道炎は、日本人の食道がんのうち、約10%を占める「腺がん」の発症リスクを増やす**といわれています。

しかし、現時点では、これはあくまでも仮説です。両者の因果関係が証明されたわけではありません。

ピロリ菌の除菌をした人を長期にわたって追跡調査を行って、実際にこの食道腺がんが増えたという報告もありません。

最近のスウェーデンからの報告では、**8万人以上のピロリ菌を除菌した人の追跡調査**

の結果、食道腺がんの発症リスクは高くならなかったと報告されています。

それに、そもそも胃がんと比べると、**食道腺がんの頻度というのは、かなり少ない**のです。食道がん自体が、胃がんの発生頻度の6分の1。腺がんは、そのうちの約7%を占めるにすぎません。

というわけで、ピロリ菌を除菌して、胃がんのリスクを減らすことのほうが、食道の腺がんを心配するよりも圧倒的に大切なのです。

Q61 トマトは肝臓がんに効果的なのか？

トマトには、強力な抗酸化作用を持つリコピンというカロテノイド（自然に存在する色素）が含まれており、老化防止（アンチエイジング効果）や生活習慣病の予防効果など、多くの効能があることが知られています。

トマトを大量に消費するイタリアは、長寿国として知られていますし、海外の10年以上にもわたる大規模研究では、トマトをたくさん食べる人、つまり、血中のリコピン濃度が高い人では、脳卒中になるリスクが50％以上も低かったと報告されています。

リコピンには、このような生活習慣病に対する効果だけではなく、がんの予防や、抗がん効果もあるとされています。

トマトに肝臓がんの予防効果があることを示した、新しい研究結果を紹介しましょう。

6万3257人の中国人を対象とした研究で、食事内容に関する詳しいアンケート調査を行って、その後、平均で17・6年間追跡し、肝臓がんの発症リスクを調べました。

その結果、最も少なくトマトを摂取するグループに比べて、その次に多くトマトを摂取するグループでは、**肝臓がんのリスクが30％低下。最も多くトマトを摂取するグループでは、リスクが37％も低くなっていました。**

とくに肝炎ウイルスの感染のない人において、トマトの肝臓がん予防効果が強く見られたということです。

肝細胞がんの原因の1つとして、最近、**お酒をほとんど飲まない人にみられる脂肪肝（NASH、「ナッシュ」と呼びます）**が注目されています。

NASHは、長期にわたって放置していると肝炎から肝硬変になり、やがて肝細胞がんへと進行することがあります。

右の研究では、トマトの摂取によって、このNASHの状態が防がれることで、肝細胞がんも予防できたのではないかと考えられています。

このほかにも、トマトが**前立腺がん、肺がんを予防する**という研究結果もありますし、リコピンが**卵巣がんの増殖と転移を抑制**するという動物実験のデータもあります。

では、トマトやリコピンはどのようにして、がんの発症や進行を阻害することができるのでしょうか。

これまでの研究では、リコピンのがんに対するいくつかの作用がわかってきています。

①直接がん細胞の増殖を抑える効果

②がん細胞の増殖に必要なコレステロールを低下させる作用

③血管新生を阻害する作用

とくに注目したいのは、**血管新生を阻害する作用**です。

がん細胞は、血管をつくる物質を放出して、自分に栄養を運んでくれる血管をおびき寄せます。この働きが血管新生で、がんの発育には欠かせない重要なメカニズムです。

これを阻害することが、リコピンががんの予防と治療のうえで非常に効果的である理由とされています。

ちなみに、がんの予防などのためには、1日にどれだけリコピンをとればいいでしょうか。

1日のリコピンの摂取目標量は、15〜20㎎程度。大きめのトマトには、1個で7〜8㎎のリコピンが含まれていますから、**1日にトマトを2個**食べればよいということになります。

こういうと、ちょっと多いとお感じになるかたもいらっしゃるでしょう。

トマトジュースの場合は、10㎖に1㎎のリコピンが含まれていますので、**1日に200㎖飲めばよい**ということになります。

意外なことですが、スイカにも、トマトと同じくらいのリコピンが含まれていますので、夏季には、スイカを食べるのもよいでしょう。

なお、トマトは、加熱調理することで、リコピンの体内への吸収率が増加します。ですから、トマトは生で食べるよりも、トマトソースにしてパスタにかけたり、野菜スープにして食べる方法がおすすめです。あるいは、加熱したトマト加工品、トマトケチャップやミートソースなどを利用するのもいいでしょう。

トマトやトマトジュースが苦手なかたには、高濃度リコピンのサプリメントも市販されていますから、そちらを利用する方法もあります。

Q62 お酒で顔が赤くなる人は食道がんのリスクが高いのか？

最近の研究から、お酒を飲むと、**それが少量でも、がんの発症のリスクが高まる**ことがわかってきました。とくに発症しやすくなるがんとして、**食道がん、肝臓がん、頭頸部がん（口腔がんや咽頭がん等）、乳がん（閉経後乳がん）、大腸がん**が挙げられます。

とりわけ注意が必要なのが、**お酒を飲むと、顔が赤くなる**人です。こうしたかたが飲酒を続けると、食道がんのリスクが非常に高くなるのです。

日本人はお酒を飲んだときに顔が赤くなる人が多いのです（私もそのひとり）。このような人たちは、アルコールを代謝する酵素（2型アルデヒド脱水素酵素：ＡＬＤＨ2）の働きが弱いということがわかっています。

この**酵素の働きが弱い人がお酒を飲むと、アセトアルデヒドという発がん性のある物質の血液中の濃度が高まり、体の中に蓄積されることによって食道がんになりやすくなる**ことが判明しています。

顔が赤くなる人の飲酒による食道がんのリスク

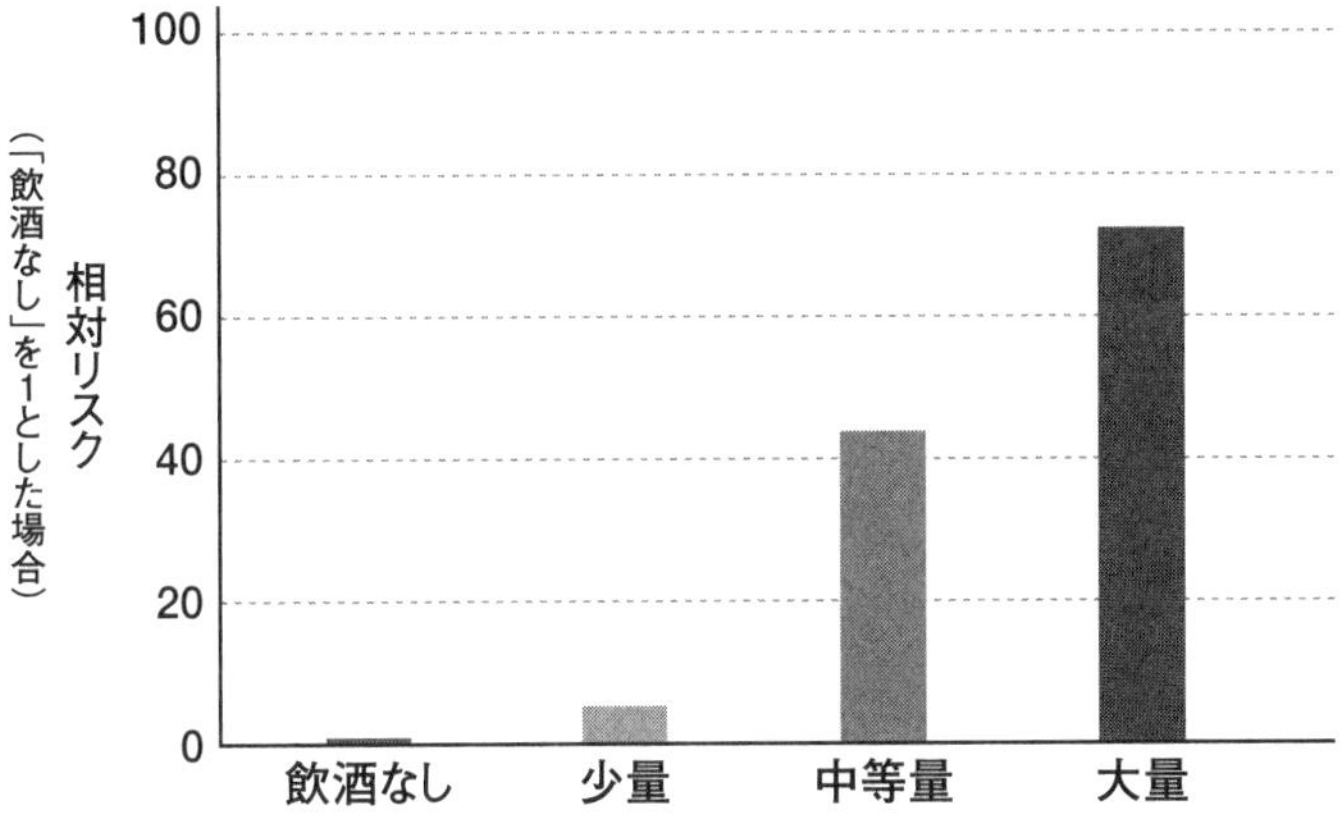

※「Alcohol flushing, alcohol and aldehyde dehydrogenase genotypes, and risk for esophageal squamous cell carcinoma in Japanese men」より

日本人男性を対象とした2003年の研究によると、お酒を飲んだときに顔が赤くなる人（あるいは、過去に顔が赤くなっていた人）は、お酒を飲まない人に比べて、**少量（週に1～9単位）飲む人ではおよそ7倍、中等量（週に9～18単位）飲む人では43倍、大量（週に18単位以上）に飲む人では73倍**も食道がんのリスクが高くなっていました。

市販の遺伝子検査キットで調べれば、アルコールを代謝する酵素の働きが強いタイプか弱いタイプかを調べることができます。

飲酒をすることで食道がんのリスクがど

のくらい高くなるかを知るうえでも役に立ちますので、一度受けてみてもいいでしょう。

食道がんは、治療の難しいがんの1つです。

発症しても、症状がなかなか表に出にくいこともあって、進行して見つかることが少なくありません。

進行した状態で見つかった場合、手術や抗がん剤、放射線を併用する治療が行われますが、食道がん全体の5年生存率は、50・5%に留まります。

ただ、その一方、早く見つかれば見つかるほど、内視鏡による切除など、より体に負担が少ない治療が可能になります。

ステージ1に限れば、5年生存率は、70・6%。早期発見できれば、治りやすいがんでもあるのです。

このため、**お酒を飲んで顔が赤くなる人、あるいは遺伝子検査によってALDH2の活性が弱いことがわかっている人は、予防のために、できればお酒の量を控えめ**にしましょう。

そして、**定期的に内視鏡検査を受けることをお勧め**します。

なお、食道がんの診断には、特殊な光を当てて粘膜の状態や血管をより鮮明に描出させる、ＮＢＩ（Narrow Band Imaging：狭帯域光観察）内視鏡と呼ばれるシステムが有効です。

このＮＢＩ内視鏡によって、従来なら発見できなかった早期の食道がんが発見可能になっています。

できれば、最新の内視鏡機器を揃えている病院で検査してもらうと、より安心でしょう。

ちなみに、熱い飲み物（60～65℃以上）も、食道がんのリスクとなります。熱すぎる飲み物や食べ物は冷ましてからとるようにしてください。

Q63 胆道がんのリスクを減らす日常的な飲み物とは？

胆道がんというのは、胆道にできるがんの総称です。胆道は、肝臓の中の細い胆管からはじまり、総肝管、胆のう、総胆管、そして、十二指腸にある胆管の出口（乳頭部）までの、胆汁が流れる通路を指します。比較的まれながんですが、**予後が悪いがん**として知られています。女優の川島《かわしま》なお美《み》さんや、ラグビーの平尾誠二《ひらおせいじ》さんなどが若くして亡くなられていますが、お２人とも、胆道（胆管）がんだったということです。

胆道がんは、黄疸《おうだん》や腹痛、発熱などが代表的な症状ですが、発見時に進行していて手術ができないことも多く、有効な抗がん剤が少ないため、治療が難しいがんの１つ。最も生存率が低いすい臓がんに次ぐのが、胆道がん。**ステージ1で、5年生存率は58・2%、ステージ4になると、6%まで下がってしまいます。**

この胆道がんが、ある身近な飲み物を多く飲む人では少ないということがわかってきました。その飲み物が、**緑茶**です。この緑茶と胆道がんの関連を調べた国立がん研究センターによる研究を紹介してみましょう。対象となったのはおよそ9万人の日本人。アンケート調査で1日に飲むコーヒーと緑茶の量を調べ、緑茶はさらに細かく、煎茶、番茶、玄米茶と分類し、その後のがん発症リスクとの関係を追跡しました。

すると、**1日に緑茶をたくさん飲む人（720㎖以上）は、あまり飲まない人（120㎖未満）に比べ、胆道がんのリスクが33%も低く**なっていました。湯飲み1杯が約120㎖とすると、720㎖は6杯になりますので、けっこうな量です。煎茶と番茶、玄米茶の別々の解析では、がんのリスクが減る傾向があったのは**煎茶**でした。

一方、コーヒーと胆道がんの間には関係はありませんでした。以上の結果から、緑茶をたくさん飲むことで、胆道がんのリスクを減らせる可能性があるとされています。

緑茶のがん予防効果については、日本人を対象とした別の研究で、緑茶の多飲（1日5杯以上）により、**急性骨髄性白血病など「血液がん」のリスクが最大で37%も下がる**とか、緑茶を**1日5杯以上飲む女性は、ほとんど飲まない女性に比べ、腎臓がんになるリスクが55%も減っていた（半減していた）**というデータもあります。緑茶には、このように、いろいろながんの予防効果のエビデンスが積み上がりつつあります。

Q64 メラトニンは、前立腺がんに効くのか？

メラトニンは、脳の松果体という部位から分泌されるホルモンで、概日リズム（サーカディアンリズム）、いわゆる体内時計をコントロールしています。自然な眠りを誘う作用があり、別名**「睡眠ホルモン」**とも呼ばれます。

眠りを誘う作用以外にも、抗酸化作用や免疫システムを整える作用などがあり、さらに、**がんを予防、あるいは、抑制する作用があることもわかってきました。**

とくにホルモン依存性のがんと呼ばれる前立腺がんについては、メラトニンとの関係が深いということがわかっています。**メラトニンの分泌量が多い人は、前立腺がんのリスクが75%も低下していた**ことも報告されています。

メラトニンがじゅうぶんに分泌されないと、女性ホルモンであるエストロゲンが増え、乳がんの危険性が増加することがわかっています。

夜勤をする女性は、メラトニンの分泌が少ないことにより、乳がんになりやすいというデータも出されています。

ほかにも、細胞や動物実験のレベルの研究では、メラトニンがさまざまな種類のがんの増殖、あるいは、転移を抑制するといった効果の報告もなされています。

このような抗がん作用を有する**メラトニンを、がんの治療目的で使用する試み**が行われています。

前立腺がんの患者さんを対象とした、メラトニンの効果についての研究結果を紹介しましょう。

955人の前立腺がんの患者さんを対象とした研究です。

これらの患者さんには、放射線とホルモン療法の併用治療が行われました。そのうち、396人（41%）の患者さんは、メラトニン3㎎を、寝る30分前に、毎日、長期間内服していました。

955人を、ステージとPSA（腫瘍マーカー）、悪性度から、予後良好群、中間の予後群、予後不良群の3つのグループに分類しました。

そして、それぞれのグループについて、メラトニンを内服していた患者さんと、内服していなかった患者さんとで、生存期間を比較しました。

結果は、予後良好群と中間の群では、メラトニンの内服による生存期間の差は認められませんでした。

一方、予後不良の群（655人）では、メラトニンの内服をしていた患者さんの生存期間は、内服していない患者さんに比べて有意に長くなっていました。

5年生存率でいうと、内服していなかった患者さんが、53・7%であったのに対して、内服していたほうは、66・8%というデータでした。

これらの結果より、**前立腺がんのハイリスクの患者さんでは、メラトニンによって生存期間が延長する可能性が示された**ということになります。

そもそも、前立腺がんは、全体の5年生存率が90%以上あり、予後が比較的良好ながんとされています。

ただ、それでも中には、転移したり、悪性度の高いケースがあります。こうした悪性度の高い前立腺がんに罹患してしまった患者さんにとっては、メラトニンが有効である可能性があるということになります。

もちろん、この研究だけで、本当にメラトニンが有効であるかどうか決めることはできません。

今後、さらにもっと本格的な臨床試験が行われるでしょうし、その結果を待つ必要があります。

メラトニンについては、サプリメントとして市販されていますから、興味をお持ちのみなさんが試すことは可能です。

かつては、メラトニンの眠りを誘う作用を期待して飲む人、つまり、不眠に悩むかたたちが大半だったわけですが、現在では、抗酸化作用や、がんを予防する作用を期待して飲む人が増えているようです。

私自身も、メラトニンのサプリメントを飲んでいます。個人的な感想になりますが、確かにメラトニンを飲んでいると、寝つきがよくなるという実感があります。

がん患者さんが何かサプリメントを試してみたいというときには、メラトニンは、すすめられるものの1つといえそうです。

おわりに

この書籍の企画が決まって以来、以前にもまして、私は、自分のYouTube（「がん情報チャンネル」）におけるみなさんのコメントに耳を澄ましてきました。

がん患者さんや、そのご家族がどんなことで悩んでいるか、動画で私の提案した治療法やセルフケアがどのように受け止められているか。

また、実際に患者さんが私の提案を試された結果、そこから、いかなる成果が得られたか、あるいは、あまりうまくいかなかったとすれば、その原因はどこにあったか。

みなさんの多くの声を踏まえ、本書では、それらをできる限り生かすような構成を目指しました。

ちなみに、本書に掲載した内容のうち、動画での再生数のベスト3は、

第1位　「Q28　水分補給とがんの進行に関連は？」
第2位　「Q25　アボカドががんに効く？」
第3位　「Q3　がんになると、どうやって死ぬのか。」

となっています（まだお読みでないかたで興味をお持ちのかたは、ぜひチェックしてみてください）。５００本を超える動画の中から、再生数の多いものを中心に厳選し、動画の内容を踏まえて新たに文章を書き加え、本書が出来上がりました。

みなさんの声を可能な限り反映させたという点からも、この「がん情報チャンネル」公式本は、文字通り、みなさんといっしょに作り上げた本であると私は考えています。

がんは、早期に発見すれば、高い確率で治る病気となりつつあります。

早期発見できるよう、検診や体調のチェックを根気よく続けてください。 もちろん、がんにならないのがいちばんですから、生活習慣を改めて見直して、よりよいものを食べ、よりよく体を動かし、予防に努めることも大切です。

また、がんを告知され、不安に思っているかたや、動揺のおさまらないかたへ。

くりかえしになりますが、がんはステージが進んでいなければ、治る確率が高い病気です。あわてることはありません。**気持ちが落ち着いたら、いい準備をして、治療を開始しましょう。**

重症度の高いステージを告げられショックを受けたり、再発の宣告に絶望しているかたへ。

落ち込んでもいいのです。落ち込んでいる自分を認めてあげてください。ああ、自分は落ち込んでいるな、と。今の事態はショックなことだし、落ち込んでも当然なのだと。

がんの再発の項でもふれたことですが、**あなたががんという病気を克服しようとして努めてきたことには、すべて、意味があり、意義があります。**

がんになったからこそ、わかることがあり、気づけることもあります。

そこからスタートし、従来の生活習慣を変え、それまでの自分を変えていくことで治っていく人がたくさんいらっしゃるのです。

だからこそ、地道にできることを続けていきましょう。

本書は、がんに関わるすべての患者さん、そして、がんという病気が気になるすべてのみなさんのための本です。

がんと向き合い、治療やセルフケアに前向きに取り組んでいくみなさんの後押しが、本書によって可能となるのなら、これほど幸せなことはありません。

佐藤典宏

参考文献

1章

Q1 *Burden of cancer attributable to modifiable factors in Japan in 2015 (https://pubmed.ncbi.nlm.nih.gov/35291201/)

*Metagenomic and metabolomic analyses reveal distinct stage-specific phenotypes of the gut microbiota in colorectal cancer (https://pubmed.ncbi.nlm.nih.gov/31171880/)

Q2 *国立がん研究センターがん情報サービス「がん統計」(厚生労働省人口動態統計) (https://ganjoho.jp/reg_stat/statistics/data/dl/index.html#a14)

*OLYMPUS「世界におけるがん患者数の動向」(https://www.olympus.co.jp/csr/social/learning-about-cancer/01/?page=csr)

*男女共同参画局「年齢階級別がん罹患率(平成25年)」(https://www.gender.go.jp/about_danjo/whitepaper/h30/zentai/html/zuhyo/zuhyo01-00-41.html)

*国立がん研究センターがん情報サービス「がん種別統計情報」(全がん) (https://ganjoho.jp/reg_stat/statistics/stat/cancer/1_all.html)

*Cancer Incidence, Mortality, Years of Life Lost, Years Lived With Disability, and Disability-Adjusted Life Years for 29 Cancer Groups From 2010 to 2019: A Systematic Analysis for the Global Burden of Disease Study 2019 (https://pubmed.ncbi.nlm.nih.gov/34967848/)

Q3 *Evolution and dynamics of pancreatic cancer progression (https://pubmed.ncbi.nlm.nih.gov/23416985/)

Q5 *Incidence of Cancer Among Adults With Thrombocytosis in Ontario, Canada (https://pubmed.ncbi.nlm.nih.gov/34383058/)

2章

Q7 *Family history of cancer and subsequent risk of cancer: A large-scale population-based prospective study in Japan (https://pubmed.ncbi.nlm.nih.gov/31595492/)

*Risk of Pancreatic Cancer in the Long-Term Prospective Follow Up of Familial Pancreatic Cancer Kindreds (https://pubmed.ncbi.nlm.nih.gov/36029239/)

Q8 *Presenting symptoms of cancer and stage at diagnosis: evidence from a cross-sectional, population-based study (https://pubmed.ncbi.nlm.nih.gov/31704137/)

*文部科学省「がん教育推進のための教材・ステージと生存率」(https://www.mext.go.jp/content/20210310-mxt_kenshoku-100000615_1.pdf)

*Clinical Diagnosis of Mental Disorders Immediately Before and After Cancer Diagnosis: A Nationwide Matched Cohort Study in Sweden (https://pubmed.ncbi.nlm.nih.gov/27124325/)

Q9 *国立がん研究センターがん情報サービス「最新がん統計」(https://ganjoho.jp/reg_stat/statistics/stat/summary.html)

Q11 ＊日本医療政策機構「患者が求めるがん対策 vol.2 ～がん患者意識調査2010年～」(http://cpsum.org/ganseisaku/pdf/inquest/20110509.pdf)
＊いちばんやさしい終活ガイド(https://syukatsu-life.com/)

Q14 ＊Impact of hospital volume on hospital mortality, length of stay and total costs after pancreaticoduodenectomy(https://pubmed.ncbi.nlm.nih.gov/24615349/)
＊Hospital Surgical Volume and 3-Year Mortality in Severe Prognosis Cancers: A Population-Based Study Using Cancer Registry Data(https://pubmed.ncbi.nlm.nih.gov/31932528/)
＊Caloo・カルー(https://caloo.jp/)

Q15 ＊Sarcopenia is associated with severe postoperative complications in elderly gastric cancer patients undergoing gastrectomy(https://pubmed.ncbi.nlm.nih.gov/26407875/)
＊Functional compromise reflected by sarcopenia, frailty, and nutritional depletion predicts adverse postoperative outcome after colorectal cancer surgery(https://pubmed.ncbi.nlm.nih.gov/24651133/)
＊Systematic review of sarcopenia in patients operated on for gastrointestinal and hepatopancreatobiliary malignancies(https://pubmed.ncbi.nlm.nih.gov/26375617/)
＊The ability of prehabilitation to influence postoperative outcome after intra-abdominal operation: A systematic review and meta-analysis(https://pubmed.ncbi.nlm.nih.gov/27397681/)
＊The effect of resistance exercise on all-cause mortality in cancer survivors (https://pubmed.ncbi.nlm.nih.gov/24958698/)
＊Impact of preoperative nutritional support and rehabilitation therapy in patients undergoing pancreaticoduodenectomy(https://pubmed.ncbi.nlm.nih.gov/34089094/)

Q16 ＊Associations Between Unprocessed Red Meat and Processed Meat With Risk of Recurrence and Mortality in Patients With Stage III Colon Cancer (https://pubmed.ncbi.nlm.nih.gov/35191970/)
＊『がんに負けないたった3つの筋トレ』(佐藤典宏:著、マキノ出版)
＊The Association Between Dietary Quality and Overall and Cancer-Specific Mortality Among Cancer Survivors, NHANES III(https://pubmed.ncbi.nlm.nih.gov/29905226/)

3章

Q17 ＊Dietary pattern and breast cancer risk in Japanese women: the Japan Public Health Center-based Prospective Study (JPHC Study)(https://pubmed.ncbi.nlm.nih.gov/26997498/)
＊Whole grain consumption and risk of cardiovascular disease, cancer, and all cause and cause specific mortality: systematic review and dose-response meta-analysis of prospective studies(https://www.bmj.com/

content/353/bmj.i2716)
*Rice, bread, noodle and cereal intake and colorectal cancer in Japanese men and women: the Japan Public Health Center-based prospective Study (JPHC Study)(https://pubmed.ncbi.nlm.nih.gov/24384682/)
Q18 *Consumption of ultra-processed foods and cancer risk: results from NutriNet-Santé prospective cohort(https://pubmed.ncbi.nlm.nih.gov/29444771/)
*Nitrites and nitrates from food additives and natural sources and cancer risk: results from the NutriNet-Santé cohort(https://pubmed.ncbi.nlm.nih.gov/35303088/)
*Intake of fruits and vegetables according to pesticide residue status in relation to all-cause and disease-specific mortality: Results from three prospective cohort studies(https://pubmed.ncbi.nlm.nih.gov/34894487/)
*厚生労働省「食品衛生法における農薬の残留基準について」(https://www.caa.go.jp/policies/policy/consumer_safety/food_safety/risk_commu_agricultural_chemicals/pdf/agriculturalchemicals_shiryou3.pdf)
Q19 *Egg and cholesterol consumption and mortality from cardiovascular and different causes in the United States: A population-based cohort study (https://pubmed.ncbi.nlm.nih.gov/33561122/)
*Egg Consumption and Risk of All-Cause and Cause-Specific Mortality: A Systematic Review and Dose-Response Meta-analysis of Prospective Studies(https://pubmed.ncbi.nlm.nih.gov/35396834/)
*Re-evaluation of the associations of egg intake with serum total cholesterol and cause-specific and total mortality in Japanese women(https://pubmed.ncbi.nlm.nih.gov/29288244/)
Q20 *Ultra-processed food intake and mortality in the USA: results from the Third National Health and Nutrition Examination Survey (NHANES III, 1988-1994)(https://pubmed.ncbi.nlm.nih.gov/30789115/)
*『医者が教える食事術 最強の教科書』(牧田善二:著、ダイヤモンド社)
Q21 *Association of Nut Consumption with Total and Cause-specific Mortality (https://www.nejm.org/doi/full/10.1056/nejmoa1307352)
*Frequency of nut consumption and mortality risk in the PREDIMED nutrition intervention trial(https://pubmed.ncbi.nlm.nih.gov/23866098/)
*Nut consumption and risk of cancer and type 2 diabetes: a systematic review and meta-analysis(https://pubmed.ncbi.nlm.nih.gov/26081452/)
*Association of Dietary Fiber and Yogurt Consumption With Lung Cancer Risk: A Pooled Analysis(https://pubmed.ncbi.nlm.nih.gov/31647500/)
*Relationship between chocolate consumption and overall and cause-specific mortality, systematic review and updated meta-analysis(https://pubmed.ncbi.nlm.nih.gov/35460393/)
Q22 *Pre-diagnosis and early post-diagnosis dietary soy isoflavone intake and

survival outcomes: A prospective cohort study of early stage breast cancer survivors(https://pubmed.ncbi.nlm.nih.gov/33770661/)

Q23 *Associations of Japanese food intake with survival of stomach and colorectal cancer: A prospective patient cohort study(https://pubmed.ncbi.nlm.nih.gov/32412140/)

Q24 *Vegetables, fruit and risk of gastric cancer in Japan: a 10-year follow-up of the JPHC Study Cohort I(https://pubmed.ncbi.nlm.nih.gov/12353232/)

*Blueberries inhibit cyclooxygenase-1 and cyclooxygenase-2 activity in human epithelial ovarian cancer(https://pubmed.ncbi.nlm.nih.gov/28599493/)

*Citrus fruit intake and breast cancer risk : a quantitative systematic review (https://pubmed.ncbi.nlm.nih.gov/23593085/)

*Sugary drink consumption and risk of cancer: results from NutriNet-Santé prospective cohort(https://pubmed.ncbi.nlm.nih.gov/31292122/)

*Postdiagnostic Fruit and Vegetable Consumption and Breast Cancer Survival: Prospective Analyses in the Nurses' Health Studies(https://pubmed.ncbi.nlm.nih.gov/33188079/)

*Simple sugar intake and cancer incidence, cancer mortality and all-cause mortality: A cohort study from the PREDIMED trial(https://pubmed.ncbi.nlm.nih.gov/34536637/)

Q25 *Prospective Study of Avocado Consumption and Cancer Risk in U.S. Men and Women(https://pubmed.ncbi.nlm.nih.gov/36490225/)

*Avocado Consumption and Risk of Cardiovascular Disease in US Adults (https://www.ahajournals.org/doi/10.1161/JAHA.121.024014)

Q26 *Olive oil intake and cancer risk:A systematic review and meta-analysis (https://journals.plos.org/plosone/article?id=10.1371/journal.pone.0261649)

Q28 *Association Between Water Intake and Mortality Risk—Evidence From a National Prospective Study(https://pubmed.ncbi.nlm.nih.gov/35495952/)

Q29 *Low-carbohydrate diets and the risk of pancreatic cancer: a large prospective cohort study(https://pubmed.ncbi.nlm.nih.gov/33480980/)

*Low-carbohydrate diet and risk of cancer incidence: The Japan Public Health Center-based prospective study(https://pubmed.ncbi.nlm.nih.gov/34821435/)

*Dietary carbohydrate intake and mortality: a prospective cohort study and meta-analysis(https://pubmed.ncbi.nlm.nih.gov/30122560/)

4章

Q31 *30-day mortality after systemic anticancer treatment for breast and lung cancer in England: a population-based, observational study(https://pubmed.ncbi.nlm.nih.gov/27599138/)

Q33 *Ablation of p57+ Quiescent Cancer Stem Cells Suppresses Recurrence after Chemotherapy of Intestinaf Tumors(https://pubmed.ncbi.nlm.nih.

gov/36880956/)

Q34 *Effect of daily aspirin on long-term risk of death due to cancer: analysis of individual patient data from randomised trials(https://pubmed.ncbi.nlm.nih.gov/21144578/)

*Aspirin Use and Colorectal Cancer Survival According to Tumor CD274 (Programmed Cell Death 1 Ligand 1) Expression Status(https://pubmed.ncbi.nlm.nih.gov/28406723/)

*Postdiagnosis Aspirin Use Associated With Decreased Biliary Tract Cancer-Specific Mortality in a Large Nationwide Cohort(https://pubmed.ncbi.nlm.nih.gov/33942350/)

*Effects of statins on cancer mortality and progression: A systematic review and meta-analysis of 95 cohorts including 1,111,407 individuals(https://pubmed.ncbi.nlm.nih.gov/27859151/)

Q35 *Use of ACE (Angiotensin Converting Enzyme) Inhibitors and Risk of Lung Cancer(https://www.ahajournals.org/doi/10.1161/CIRCOUTCOMES.120.006687)

*Long-term antihypertensive drug use and risk of cancer: The Japan Public Health Center-based prospective study(https://www.ncbi.nlm.nih.gov/pmc/articles/PMC8088916/)

*Pioglitazone use and risk of bladder cancer: population based cohort study (https://www.bmj.com/content/352/bmj.i1541)

*Long-term proton pump inhibitor and the association with pancreatic cancer in Sweden(https://pubmed.ncbi.nlm.nih.gov/31811561/)

Q36 *Vitamin D Supplementation and Survival of Patients with Non-small Cell Lung Cancer: A Randomized, Double-Blind, Placebo-Controlled Trial (https://pubmed.ncbi.nlm.nih.gov/30018118/)

*Determination of a Serum 25-Hydroxyvitamin D Reference Ranges in Japanese Adults Using Fully Automated Liquid Chromatography-Tandem Mass Spectrometry(https://pubmed.ncbi.nlm.nih.gov/36806449/)

*「日本人の食事摂取基準」策定検討会「日本人の食事摂取基準(2020年版)」(https://www.mhlw.go.jp/content/10904750/000586553.pdf)

*厚生労働省「令和元年の国民健康・栄養調査報告」(https://www.mhlw.go.jp/content/001066903.pdf)

*Omega-3 Polyunsaturated Fatty Acids can Reduce IL-6 and TNF Levels in Patients with Cancer(https://pubmed.ncbi.nlm.nih.gov/35249562/)

*Dietary Supplement Use During Chemotherapy and Survival Outcomes of Patients With Breast Cancer Enrolled in a Cooperative Group Clinical Trial (SWOG S0221)(https://ascopubs.org/doi/abs/10.1200/JCO.19.01203)

*Melatonin increases overall survival of prostate cancer patients with poor prognosis after combined hormone radiation treatment(https://www.ncbi.nlm.nih.gov/pmc/articles/PMC7566809/)

Q37 *Combined Vitamin D, Omega-3 Fatty Acids, and a Simple Home Exercise

Program May Reduce Cancer Risk Among Active Adults Aged 70 and Older: A Randomized Clinical Trial(https://pubmed.ncbi.nlm.nih.gov/35821820/)

5章

Q38 *Immunosurveillance of Cancer and Viral Infections with Regard to Alterations of Human NK Cells Originating from Lifestyle and Aging (https://pubmed.ncbi.nlm.nih.gov/34067700/)

*『朝時間が自分に革命をおこす 人生を変えるモーニングメソッド』(ハル・エルロッド：著、大和書房)

Q39 *Effect of Low-Intensity Physical Activity and Moderate- to High-Intensity Physical Exercise During Adjuvant Chemotherapy on Physical Fitness, Fatigue, and Chemotherapy Completion Rates: Results of the PACES Randomized Clinical Trial(https://pubmed.ncbi.nlm.nih.gov/25918291/)

*Integrative Therapies During and After Breast Cancer Treatment: ASCO Endorsement of the SIO Clinical Practice Guideline(https://pubmed.ncbi.nlm.nih.gov/29889605/)

*Effects of resistance exercise on complications, cancer-related fatigue and quality of life in nasopharyngeal carcinoma patients undergoing chemoradiotherapy: A randomised controlled trial(https://pubmed.ncbi.nlm.nih.gov/33159422/)

*『マインドフルネスストレス低減法』(ジョン・カバットジン：著、北大路書房)

*Examination of Broad Symptom Improvement Resulting From Mindfulness-Based Stress Reduction in Breast Cancer Survivors: A Randomized Controlled Trial(https://ascopubs.org/doi/10.1200/jco.2015.65.7874)

*Effects of yoga on improving quality of life in patients with breast cancer: a meta-analysis of randomized controlled trials(https://pubmed.ncbi.nlm.nih.gov/33452652/)

Q40 *『「がん」になってからの食事と運動』(米国対がん協会:著、法研)

*American Cancer Society nutrition and physical activity guideline for cancer survivors(https://acsjournals.onlinelibrary.wiley.com/doi/epdf/10.3322/caac.21719)

*Does Strength-Promoting Exercise Confer Unique Health Benefits? A Pooled Analysis of Data on 11 Population Cohorts With All-Cause, Cancer, and Cardiovascular Mortality Endpoints(https://pubmed.ncbi.nlm.nih.gov/29099919/)

*Muscle-strengthening activities are associated with lower risk and mortality in major non-communicable diseases: a systematic review and meta-analysis of cohort studies(https://pubmed.ncbi.nlm.nih.gov/35228201/)

Q41 *Associations of dinner-to-bed time, post-dinner walk and sleep duration with colorectal cancer: A case-control study(https://pubmed.ncbi.nlm.nih.gov/30142855/)

*Sleep duration and cancer risk in women(https://pubmed.ncbi.nlm.nih.

gov/25924583/)
＊Sleep duration and risk of breast cancer: The JACC Study(https://pubmed.ncbi.nlm.nih.gov/30460465/)
＊Sleep duration and sarcopenia risk: a systematic review and dose-response meta-analysis(https://pubmed.ncbi.nlm.nih.gov/31832982/)
＊The Association Between Habitual Sleep Duration and Mortality According to Sex and Age: The Japan Public Health Center-based Prospective Study (https://pubmed.ncbi.nlm.nih.gov/32009104/)

Q42 ＊Significance of Body Mass Index for Postoperative Outcomes after Lung Cancer Surgery in Elderly Patients(https://pubmed.ncbi.nlm.nih.gov/28741198/)
＊Prevalence and clinical implications of sarcopenic obesity in patients with solid tumours of the respiratory and gastrointestinal tracts: a population-based study(https://pubmed.ncbi.nlm.nih.gov/18539529/)

Q45 ＊『がんが自然に治る生き方』(ケリー・ターナー：著、プレジデント社)

Q46 ＊Physical activity and survival after colorectal cancer diagnosis(https://pubmed.ncbi.nlm.nih.gov/16822844/)

Q47 ＊Fasting-Mimicking Diet Is Safe and Reshapes Metabolism and Antitumor Immunity in Patients with Cancer(https://pubmed.ncbi.nlm.nih.gov/34789537/)
＊Exceptional tumour responses to fasting-mimicking diet combined with standard anticancer therapies: A sub-analysis of the NCT03340935 trial (https://pubmed.ncbi.nlm.nih.gov/35810555/)

Q49 ＊臨床研究情報ポータルサイト(https://rctportal.niph.go.jp/)

Q50 ＊A phase II study of modified docetaxel, cisplatin, and S-1 (mDCS) chemotherapy for unresectable advanced gastric cancer(https://pubmed.ncbi.nlm.nih.gov/28849257/)
＊Surgical Outcome and Long-Term Survival of Conversion Surgery for Advanced Gastric Cancer(https://pubmed.ncbi.nlm.nih.gov/32506192/)

6章

Q51 ＊Dietary pattern and breast cancer risk in Japanese women: the Japan Public Health Center-based Prospective Study (JPHC Study)(https://pubmed.ncbi.nlm.nih.gov/26997498/)

Q52 ＊Reducing Breast Cancer Recurrence: The Role of Dietary Polyphenolics (https://www.ncbi.nlm.nih.gov/pmc/articles/PMC5037532/)
＊Mediterranean Diet and Invasive Breast Cancer Risk Among Women at High Cardiovascular Risk in the PREDIMED Trial: A Randomized Clinical Trial(https://pubmed.ncbi.nlm.nih.gov/26365989/)
＊Onionin A inhibits ovarian cancer progression by suppressing cancer cell proliferation and the protumour function of macrophages(https://pubmed.ncbi.nlm.nih.gov/27404320/)
＊Sulforaphane, a dietary component of broccoli/broccoli sprouts, inhibits

breast cancer stem cells(https://pubmed.ncbi.nlm.nih.gov/20388854/)
*Cruciferous Vegetable Intake Is Inversely Associated with Lung Cancer Risk among Current Nonsmoking Men in the Japan Public Health Center (JPHC) Study(https://pubmed.ncbi.nlm.nih.gov/28381528/)
*Fruit and vegetable consumption in adolescence and early adulthood and risk of breast cancer: population based cohort study(https://pubmed.ncbi.nlm.nih.gov/27170029/)
*Citrus Fruit Intake and Breast Cancer Risk: A Quantitative Systematic Review(https://ejbc.kr/DOIx.php?id=10.4048/jbc.2013.16.1.72)
*Epigallocatechin gallate inhibits the growth of MDA-MB-231 breast cancer cells via inactivation of the β-catenin signaling pathway(https://pubmed.ncbi.nlm.nih.gov/28693189/)
*Clinical Inquiry: Does high dietary soy intake affect a woman's risk of primary or recurrent breast cancer?(https://pubmed.ncbi.nlm.nih.gov/26551478/)

Q53 *国立がん研究センターがん情報サービス「がん統計」(子宮頸がん)(https://hbcr-survival.ganjoho.jp/graph?year=2014-2015&elapsed=5&type=c13#h-title)
*国立がん研究センターがん情報サービス「がん統計」(子宮体がん)(https://hbcr-survival.ganjoho.jp/graph?year=2014-2015&elapsed=5&type=c14#h-title)

Q54 *Natural history of colorectal polyps and the effect of polypectomy on occurrence of subsequent cancer(https://pubmed.ncbi.nlm.nih.gov/2384265/)

Q55 *The Potential Role of Exercise and Nutrition in Harnessing the Immune System to Improve Colorectal Cancer Survival(https://pubmed.ncbi.nlm.nih.gov/30076837/)
*Vitamin D, magnesium, calcium, and their interaction in relation to colorectal cancer recurrence and all-cause mortality(https://ajcn.nutrition.org/article/S0002-9165(22)01097-8/)
*Inverse Association between Canned Fish Consumption and Colorectal Cancer Risk: Analysis of Two Large Case-Control Studies(https://pubmed.ncbi.nlm.nih.gov/35458225/)
*Fiber Intake and Survival After Colorectal Cancer Diagnosis(https://pubmed.ncbi.nlm.nih.gov/29098294/)
*Coffee Intake, Recurrence, and Mortality in Stage III Colon Cancer: Results From CALGB 89803 (Alliance)(https://pubmed.ncbi.nlm.nih.gov/26282659/)

Q56 *Television Viewing Time and the Risk of Colorectal Cancer Mortality among Japanese Population: The JACC Study(https://pubmed.ncbi.nlm.nih.gov/33138348/)
*玉腰暁子「大規模コホート研究からみた生活習慣とがんリスク：JACC Stud」『医学のあゆみ』Volume 241, Issue 5, 353 - 357 (2012)　医歯薬出版

Q57 *Cruciferous Vegetable Intake Is Inversely Associated with Lung Cancer

Risk among Current Nonsmoking Men in the Japan Public Health Center (JPHC) Study（https://pubmed.ncbi.nlm.nih.gov/28381528/）
＊Isoflavone and soy food intake and risk of lung cancer in never smokers: report from prospective studies in Japan and China.（https://europepmc.org/article/med/35913505/）
＊Association of Dietary Fiber and Yogurt Consumption with Lung Cancer Risk（https://jamanetwork.com/journals/jamaoncology/fullarticle/2753175）
Q58 ＊Systematic Review and Meta-Analysis of Randomized, Controlled Trials on Preoperative Physical Exercise Interventions in Patients with Non-Small-Cell Lung Cancer（https://pubmed.ncbi.nlm.nih.gov/31284372/）
Q59 ＊Low-carbohydrate diets and the risk of pancreatic cancer: a large prospective cohort study（https://pubmed.ncbi.nlm.nih.gov/33480980/）
＊Cruciferous vegetable consumption and pancreatic cancer: A case-control study（https://pubmed.ncbi.nlm.nih.gov/33714902/）
＊Magnesium intake and incidence of pancreatic cancer: the VITamins and Lifestyle study（https://pubmed.ncbi.nlm.nih.gov/26554653/）
Q60 ＊Helicobacter pylori eradication treatment and the risk of Barrett's esophagus and esophageal adenocarcinoma（https://pubmed.ncbi.nlm.nih.gov/32175626/）
Q61 ＊Serum lycopene decreases the risk of stroke in men: a population-based follow-up study（https://pubmed.ncbi.nlm.nih.gov/23045517/）
＊Association between dietary tomato intake and the risk of hepatocellular Carcinoma: The Singapore Chinese Health Study（https://pubmed.ncbi.nlm.nih.gov/32284341/）
Q62 ＊Alcohol flushing, alcohol and aldehyde dehydrogenase Genotypes, and risk for esophageal squamous cell carcinoma in Japanese men（https://pubmed.ncbi.nlm.nih.gov/14652286/）
＊国立がん研究センターがん情報サービス「がん統計」（食道がん）（https://hbcr-survival.ganjoho.jp/graph?year=2014-2015&elapsed=5&type=c10#h-title）
Q63 ＊国立がん研究センターがん情報サービス「がん統計」（肝内胆管がん）（https://hbcr-survival.ganjoho.jp/graph?year=2014-2015&elapsed=5&type=c06#h-title）
＊Association between green tea/coffee consumption and biliary tract cancer : A population-based cohort study in Japan（https://pubmed.ncbi.nlm.nih.gov/26530716/）
＊Green tea consumption and risk of hematologic neoplasms: the Japan Collaborative Cohort Study for Evaluation of Cancer Risk (JACC Study)（https://pubmed.ncbi.nlm.nih.gov/31452000/）
＊Green tea and coffee consumption and risk of kidney cancer in Japanese adults（https://pubmed.ncbi.nlm.nih.gov/36434069/）
Q64 ＊Melatonin increases overall survival of prostate cancer patients with poor prognosis after combined hormone radiation treatment（https://pubmed.ncbi.nlm.nih.gov/33110479/）

佐藤典宏

産業医科大学（福岡県北九州市）第1外科講師。福岡県生まれ。九州大学医学部卒。2001年から米国ジョンズ・ホプキンズ大学医学部に留学し、多くの研究論文を発表。1000例以上の外科手術を経験し、日本外科学会専門医・指導医、がん治療認定医の資格を取得。がんに関する情報を提供するため、YouTube「がん情報チャンネル・外科医 佐藤のりひろ」を開設。チャンネル登録者数は11万人を超える（2023年7月現在）。2023年4月、がん患者さんの悩みや質問に個別に答える「がん相談サロン」をスタート。著書に『がんにならないシンプルな習慣』（青春出版）、『がんの壁』（飛鳥新社）などがある。

YouTube : https://www.youtube.com/@norihiro_sato/

専門医《せんもんい》が教《おし》える
最強《さいきょう》のがん克服大全《こくふくたいぜん》

エビデンスに基《もと》づく新《あたら》しい対処法《たいしょほう》64

2023年10月2日　初版発行

著　者　佐藤典宏《さとうのりひろ》
発行者　山下直久
発　行　株式会社 KADOKAWA
〒102-8177 東京都千代田区富士見 2-13-3
電話 0570-002-301（ナビダイヤル）
印刷所　TOPPAN 株式会社
製本所　TOPPAN 株式会社

●お問い合わせ
https://www.kadokawa.co.jp/（「お問い合わせ」へお進みください）
※内容によっては、お答えできない場合があります。
※サポートは日本国内のみとさせていただきます。
※ Japanese text only

定価はカバーに表示してあります。

ISBN 978-4-04-606463-9 C0077